Die normale Histologie des lebenden menschlichen Glaskörpers, seiner angeborenen und vom Alter abhängigen Veränderungen im Bilde der Gullstrandschen Nernstspaltlampe

---

Habilitationsschrift
der medizinischen Fakultät
der vereinigten Friedrichs-Universität Halle-Wittenberg
zur Erlangung der Venia docendi
vorgelegt
von

Dr. med. Leonhard Koeppe
Assistenzarzt an der Kgl. Universitäts-Augenklinik zu Halle a. d. S.

Mit je 10 schematischen Text- und Tafelabbildungen

Springer-Verlag Berlin Heidelberg GmbH
1918

ISBN 978-3-662-42236-6 ISBN 978-3-662-42505-3 (eBook)
DOI 10.1007/978-3-662-42505-3

Meinem hochverehrten Chef und Lehrer

Herrn

Prof. Dr. Franz Schieck

in treuer Verehrung

und

unwandelbarer Dankbarkeit

zugeeignet

Inhalt.

I. Einleitung.

Die klinische Untersuchung des Glaskörpers mit Hilfe der bislang zur Verfügung stehenden Methoden konnte den feineren histologischen Bau dieses zarten Gebildes nicht in wünschenswerter Klarheit aufdecken und blieb lediglich auf die Feststellung der Transparenz und in Krankheitsfällen auf den Nachweis von staubförmigen diffusen oder flottierenden Trübungen beschränkt.

Fokale Beleuchtung und Ophthalmoskopie mußten einander ergänzen, und auch die Einführung des Hornhautmikroskops scheiterte für das Studium der Glaskörperstruktur an dem Mangel einer genügenden und für das Auge des Patienten erträglichen Lichtquelle.

Dank der von Gullstrand erst ermöglichten punktuellen Abbildung des durch einen Spalt hindurchtretenden Lichtes einer Nernstlampe ist hierin ein einschneidender Wandel eingetreten, und man dürfte nicht zuviel sagen, wenn man behauptet, daß wir jetzt auch bei der klinischen Untersuchung die Vollkommenheit der mikroskopischen Technik so gut wie erreicht haben, wenigstens sofern man von den allerstärksten Vergrößerungen absieht.

Gelingt es aber, den Glaskörper schon in vivo in seine strukturellen Einzelheiten aufzulösen, so muß das Resultat in bezug auf die Stichhaltigkeit den am mikroskopischen Präparate errungenen Kenntnissen voranstehen; denn eine jede Konservierungsmethode ist mit dem Erzeugen von Kunstprodukten gerade beim Glaskörper unweigerlich verbunden.

Bei einem so feinen Aufbaue und so außerordentlichen Wassergehalte, wie der Glaskörper ihn aufweist, ist eine annähernd dem Natürlichen gerecht werdende Fixierung gar nicht möglich, und an die Stelle der präexistenten Fasern treten teilweise das Bild erheblich entstellende Gerinnungserscheinungen, ganz abgesehen davon, daß schon die Entnahme des Materials die Struktur ganz erheblich alteriert. Hierzu kommt noch ein für die Untersuchung mit der Nernstspaltlampe besonders wichtiger Umstand: die Möglichkeit, am bewegten Auge und damit hin und her wogenden Glaskörpergerüst die einzelnen Fasern in verschiedenen Ebenen zu verfolgen, so daß ein plastisches Bild entsteht, wie es uns Serienschnitte niemals veranschaulichen können.

Trotzdem dürfen wir bei der Deutung der Beobachtungen die Ergebnisse der Entwicklungsgeschichte und der mikroskopischen Laboratoriumsforschung nicht außer acht lassen und wir werden gerade durch die Vergleiche mit den Resultaten jener Forschungsgebiete zu einem besseren Verständnisse gelangen.

II. Allgemeine Vorbemerkungen bezüglich der Untersuchungstechnik.

Die Benutzung der Gullstrandschen Apparatur erfordert gerade für die Glaskörperuntersuchung eine gewisse Übung, die man nur allmählich sich aneignen kann. So liegen den folgenden Schilderungen die Früchte einer dreiundeinhalbjährigen mühevollen — und ich darf wohl sagen — täglichen Beschäftigung mit dem Problem zugrunde, und nur Schritt für Schritt erschloß sich mir das Bild der zarten Glaskörperstruktur.

Ich vermag daher nur einige Winke zu geben, die diese Aufgabe erleichtern; die Technik selbst muß mit Geduld erlernt werden.

Bei der Spaltlampenuntersuchung des Glaskörpers können wir zunächst einmal eine direkte von einer indirekten Beleuchtung der zu untersuchenden Gewebspartie nicht in dem Sinne unterscheiden, wie wir diese Begriffe früher definiert haben; denn bei der Untersuchung des Glaskörpers muß eine solche stets eine mehr oder weniger direkte sein, d. h. der Beobachter vermag tatsächlich nur strukturelle Dinge im Glaskörper zu erkennen, die schärfer oder schwächer von dem wechselnd konzentrierten Lichtkegel des Spaltbildes getroffen werden, je nach der Annäherung der Beleuchtungslinse an das zu untersuchende Auge. Eine eigentliche indirekte Beleuchtung derart, daß von benachbartem Gewebe reflektiertes Licht zur Untersuchung bestimmter histologischer Eigentümlichkeiten des Glaskörpergewebes benutzt würde, kommt hier nicht in Frage. Denn dieses indirekte Licht ist infolge der ungemeinen Zartheit des betrachteten Gewebes so geringfügig und schwach, daß es zur Beobachtung danebenliegender Gewebselemente nicht ausreicht.

Nur als eine Art Dunkelfeldeinstellung könnte das Spaltlampenbild des Glaskörpergewebes noch bezeichnet werden. Da nämlich alle Strukturelemente auf mehr oder weniger rein schwarzem optischem Untergrunde erscheinen, ähnelt das gesehene Bild in seiner Gesamtheit sehr der bekannten Dunkelfeldeinstellung des Mikroskops, bei der sich die vom Lichte getroffenen Partien auf rein schwarzem Grunde plastisch hervorheben.

Weiterhin muß für die Untersuchung vorausgesetzt werden, daß die vor dem Glaskörper gelegenen Medien optisch möglichst einwandfrei sind, d. h. daß daselbst nicht stärkere Trübungen beliebiger Art bestehen.

Die Feinheit der zur Darstellung gelangenden Architektur leidet unter vorhandenen stärkeren Trübungen der brechenden Medien dermaßen, daß eine Verfolgung der Probleme zur Unmöglichkeit wird. Diese Behinderung bringen oft schon zarte Trübungen der Hornhaut mit sich, während Trübungen des Kammerwassers und geringfügige Beschläge, namentlich im Beginne einer Iritis, sehr wohl noch einen genügenden Einblick gestatten können.

Für die Linse ist dabei weniger die von mir am anderen Orte[1]) beschriebene allgemeine Durchsichtigkeitsverminderung ohne das Vor-

1) Vgl. Anmerkung 1 auf S. 8.

handensein einer geformten Trübung, sowie auch die Sklerose maßgebend. Doch schließen Veränderungen und Trübungen anderer Art, wie beginnende Katarakt u. ä., die Anwendung der stärksten Vergrößerungen schon sehr häufig aus, was natürlich je nach dem Grade, dem Sitze und der Ausdehnung der Trübung recht verschieden sein kann.

Ein außerordentlich wichtiges, für eine genaue Glaskörperuntersuchung unerläßliches Postulat ist eine längere Dunkeladaptation des Beobachters. Normalen Lichtsinn und normale Reizschwelle vorausgesetzt, werden dazu im allgemeinen mindestens einige Minuten erforderlich sein. Der Untersucher, der zunächst ohne diese Dunkeladaptation in das Beobachtungsmikroskop hineinsieht, darf nicht erwarten, auch nur einen Teil der weiter unten beschriebenen Glaskörperarchitektur zu Gesicht zu bekommen. Erst allmählich treten dann mit zunehmender Adaptation Stück für Stück die einzelnen Strukturelemente des Glaskörpers hervor. Ja, nach 8 bis 10 Minuten tritt uns das Relief dieses Gewebes mit geradezu hervorragender Deutlichkeit und Plastik in den Gesichtskreis.

Wichtig ist auch für diese Untersuchung, daß in das Auge des Beobachters kein störendes Nebenlicht gelangt. Dieses Nebenlicht stammt hauptsächlich aus aberrierendem Lichte des Spaltdiaphragmas und aus den Reflexen von der Ophthalmoskoplinse auf dem Spaltarme. Ein einfaches Verfahren, diese störenden Reflexe zu beseitigen, besteht einmal darin, daß man bei der Untersuchung über seinen Kopf und das Mikroskop ein Dunkeltuch breitet, wie ich das andernorts schon bei dem Nachweise der lebenden Lymphgefäße in der Conjunctiva bulbi angegeben habe[1]). Andererseits empfiehlt sich aber auch ein anderes Verfahren, das darin besteht. daß auf dem Spaltarme zwischen Spaltdiaphragma und Ophthalmoskoplinse ein dach- resp. röhrenförmiges Gehäuse aus schwarz mattiertem Blech so aufgesetzt wird, daß einmal der Spalt selbst nach außen von der optischen Achse des ganzen Spaltarmsystems völlig abgeschlossen ist und auf der anderen Seite das von der Ophthalmoskoplinse reflektierte Licht abgefangen wird.

Zu bemerken ist noch, daß der ungeübte Beobachter am besten zunächst noch nicht mit den stärksten Vergrößerungen arbeitet, sondern sich vorerst mit Objektiv a_3 und Okularpaar 4 begnügt, also die 65fache Linearvergrößerung anwendet. Bei längerer Übung und größerer Sicherheit in der Direktion des Beobachtungsmikroskops, ferner bei längerer Dunkeladaptation mag er dann langsam zu Okular 5 und 6 steigen, was 86- resp. 108facher Linearvergrößerung entspricht.

Ich persönlich habe mich auf die beiden letztgenannten Vergrößerungen eingearbeitet und wende die schwächere nur je nachdem bei nicht so einwandfreien Medien an.

---

[1]) Vgl. Mitteilung 6.

Mit den genannten Vergrößerungen kann man nun bei klaren Medien den Glaskörper bis zu ca. einem Drittel seines Durchmessers durchforschen. Ja, in günstigen Fällen wird es bisweilen möglich sein, die vordere Hälfte des Glaskörpers der Beobachtung zu erschließen, speziell bei höherer Hyperopie[1]). Das stellt aber die Grenze dar, weil die Leuchtkraft des Spaltlichtes in dieser Tiefe, mithin die Lichtstärke des ganzen gesehenen Bildes durch die davor befindlichen Medien infolge der Absorption und aus optischen Gründen[1]) schnell vermindert wird. Hier helfen dann bis zu einem gewissen Grade die Bulbusbewegungen, wie wir später sehen werden. Wichtig ist natürlich, daß die untersuchte Partie des Glaskörpers stets genau oder fast genau in den Fokus des Spaltlichtes gebracht wird, wenn auch manchmal für den Untersucher eine nicht zu starke Streuung im Interesse der Sichtbarkeit der allerfeinsten Struktureigentümlichkeiten nicht zu umgehen ist.

Für eine exakte Glaskörperuntersuchung ist weiterhin eine maximale Mydriasis unumgänglich notwendig. Ich verwende dazu meistens Cocain-Atropin und schreite nur bei Gegenindikationen des Atropins zur Untersuchung mit Cocainmydriasis. Bei enger Pupille wird man nur in den seltensten Fällen ein genügend klares und übersichtliches Bild der Glaskörperstruktur erhalten können.

Betreffs des eigentlichen Ganges der Glaskörperuntersuchung wäre schließlich noch einiges zu bemerken.

Zunächst achte man darauf, daß der zu untersuchende Patient das Kinn fest auf die Kinnstütze aufstützt und er streng geradeaus sieht, ungefähr in die Achse des Beobachtungsmikroskops hinein. Bei genügender Übung in der Handhabung des Beobachtungsstativs wird man bald lernen, allen willkürlichen und unwillkürlichen Augenbewegungen des Patienten mehr oder weniger zu folgen. Es ist nicht unbedingt nötig, daß der Patient dabei eine kleine brennende Glühbirne oder dergleichen fixiert. Bei größerer Übung ist es sogar möglich, durch vorsichtiges Manövrieren mit dem Stativ die Bedienung der Mikrometerschraube bis zu einem gewissen Grade zu ersetzen. Man sorge nur dafür, daß die Glasplatte unter dem Stativ zu diesem Zwecke immer glatt und fettfrei bleibt.

Für die Untersuchung der temporal gelegenen Dritteile der hinteren Linsenfläche und speziell des Glaskörpers, die infolge des Irisschattens und der Reflexe an der hinteren Linsenkapsel bei der gewöhnlichen Seitenbeleuchtung nicht oder nur sehr undeutlich sichtbar werden, empfiehlt sich von vornherein die Beleuchtung über den Nasenrücken.

Daß die optische Achse des Spaltarmsystems mit derjenigen des Beobachtungsinstruments einen möglichst spitzen Winkel bilden soll,

---

[1]) Vgl. darüber v. Graef. Arch. **95**, 3.

um störende Reflexe an den Grenzflächen der intraokularen Medien möglichst auszuschalten, sei nur kurz erwähnt.

Nähern wir uns nun mit dem mit der einen Hand fest umschlossenen Beobachtungsmikroskop dem ruhig geradeaus blickenden Auge des Patienten, so sehen wir der Reihe nach das Hornhautepithel, das Hornhautstroma, die hintere Hornhautfläche, das Kammerwasser, die vordere Linsenkapsel und die Linsenmasse selbst sich scharf einstellen. Drehen wir jetzt die Mikrometerschraube langsam im annähernden Sinne weiter oder bewegen das Stativ sehr vorsichtig vorwärts, so wandert Schicht für Schicht die gesamte Linsensubstanz durch die Bildebene, bis die hintere Linsenkapsel erscheint.

Und da diese die eigentliche und letzte Begrenzung des Glaskörpers nach vorn zu bildet und an allen Glaskörperveränderungen, wie wir in späteren Mitteilungen noch sehen werden, häufigen Anteil zu nehmen vermag, so kann von einer ausführlichen Darstellung ihres Spaltlampenbildes nicht abgesehen werden. Wir beginnen daher unsere Darlegungen mit der Schilderung der hinteren Linsenkapsel und werden dann auf die Gegend hinter der Linse und schließlich auf den Glaskörper selbst zu sprechen kommen. Alle hier nicht angeführten technischen Untersuchungseinzelheiten sind später in den einzelnen Kapiteln gesondert berücksichtigt.

III. Die spezielle Struktur des lebenden normalen Glaskörpers bei Emmetropie.

1. Die vordere Begrenzung des Glaskörpers[1]).

Die hintere Linsenkapsel bedingt auch eine tellerförmige Ausbuchtung des dahinterliegenden Glaskörpers. Daher müssen wir stets berücksichtigen, daß alle exzentrisch vom hinteren Linsenpole gelegenen Kapselpartien auf einer gekrümmten Fläche liegen, deren Tangentialebenenwinkel zur Achse des Beobachtungsinstruments in steter Abnahme begriffen ist, je mehr wir uns vom hinteren Linsenpole entfernen. Deshalb erscheinen uns im Bilde der Spaltlampe alle mehr peripher gelegenen Kapselpartien etwas verzerrt und scheinbar in die Länge gezogen, also nicht ganz in ihrer wahren Gestalt. Dazu kommen noch analoge Krümmungsverhältnisse der vorderen Linsenkapsel. Da ferner die Linse sowohl als die Cornea nicht punktuell korrigierte optische Systeme sind, so gestaltet sich die Untersuchung der peripheren Kapselpartien und auch, wie wir sehen werden, der dahinterliegenden Glaskörperstruktur schwieriger als bei Beobachtung der zentraler gelegenen Zonen dieser

[1]) Die Verhältnisse des lebenden Glaskörpers im Bereiche des Zonula Zinnii sowie diese selbst werden später bei Besprechung des Kapitels „Linse" berücksichtigt werden.

Medien. Namentlich bei 108facher Vergrößerung fällt dieser Fehler etwas störend ins Gewicht. Immerhin sind unter Berücksichtigung der ganz leichten Bildverzerrung auch in der Peripherie noch außerordentlich genaue Beobachtungen möglich.

Zur notwendigen Orientierung im Gebiete der hinteren Linsenkapsel sei noch folgendes bemerkt.

Der hintere Linsenpol pflegt in den meisten Fällen da zu liegen, wo die hinteren Sternstrahlen der Linse zusammenstoßen. Diese hinteren Sternstrahlen, die mit den gewöhnlichen Methoden, was schon Heß betonte, fast nur bei älteren Leuten nachweisbar sind, stellen sich an der Nernstspaltlampe auch bei jüngeren Individuen fast durchweg als ein System von Strahlen dar, die 3 bis 6 Hauptstrahlen und in überaus wechselvoller Weise mehrere Nebenstrahlen erkennen lassen. Meist finden wir tatsächlich 3 Hauptstrahlen, von denen der eine vom Linsenmittelpunkte entweder nach innen und etwas nach oben oder auch mehr horizontal verläuft, während die beiden anderen mit ihm einen Winkel von je 120° zu bilden pflegen. Dazwischen können noch beliebig viele Nebenstrahlen verlaufen oder auch von den erstgenannten Strahlen mit zentripetal gerichtetem spitzem Winkel sekundär abgehen. Das Bild ist ähnlich wechselvoll, wie es schon Fridenberg u. a. für die vordere Linsenkapsel beschrieben. Näheres soll in einer späteren Arbeit über die Linse erörtert werden[1]). Ferner sei noch das eine hervorgehoben, daß die Strahlen der hinteren Linsenhälfte nicht immer im Pole sich zu schneiden brauchen, sondern bisweilen daselbst recht komplizierte Figuren bilden können. Oft gehen sie auch, wie schon Fridenberg nachwies, von einer durch die Polgegend ziehenden Laterallinie ab.

Die Gegend des theoretischen Schnittpunktes der hinteren Sternstrahlen, also des Pols selbst, liegt häufig etwas nach innen und unten gegen den mathematischen Mittelpunkt der hinteren Linsenfläche verschoben. Unter dem „Pole" verstehen wir aber im folgenden immer den ungefähren Schnittpunkt der hinteren Sternstrahlen, die uns an der Spaltlampe zur Auffindung des Pols ein willkommenes Leitseil darbieten, nicht den mathematischen Pol.

Stellen wir uns zunächst auf diese Weise die Gegend des hinteren Linsenpols ein, so fällt uns nach längerer Dunkeladaptation bereits auf, daß bei einem großen Material normaler Augen die Bilder sich keineswegs stets wiederholen, sondern eine Fülle von Abweichungen darbieten. Die ganze hintere Polgegend kann einmal als eine ziemlich gleichmäßige grauliche Fläche erscheinen, die bei spitzwinkliger Einstellung des Beobachtungsinstruments keinerlei störende Reflexe zu er-

---

[1]) Vgl. dazu das in meiner Arbeit über „Hemeralopie als Folge einer eigentümlichen und wahrscheinlich angeborenen Linsenveränderung" Gesagte. (Zeitschr. f. Augenheilk. 38, H. 1. 1917.)

zeugen braucht. Haben wir dann die hintere Polgegend reflexlos vor uns, so werden wir häufig ein eigentümlich stumpfes, ja, ich möchte fast sagen, rauhes grauliches Aussehen der hinteren Kapsel daselbst feststellen können, das wieder seinerseits zahlreiche Eigentümlichkeiten darbieten kann.

Einmal ist nämlich die hintere Begrenzungsfläche der Linse durchaus nicht immer glatt und gleichmäßig grau, sondern zeigt stets eine mehr oder weniger ausgesprochene Unregelmäßigkeit ihrer Oberfläche, die am besten mit einer sehr feinen Dellung zu vergleichen ist. Diese Dellung ist namentlich bei leicht oscillierenden Bewegungen des Spaltarmes sehr deutlich sichtbar. Oft haben die Dellen, die wiederum von sehr unregelmäßiger Form und recht verschieden groß sein können, eine mehr radiäre Anordnung um die hintere Polgegend, in anderen Fällen ist die Anordnung ganz regellos und nur ganz angedeutet sichtbar. Statt dessen findet sich mitunter auch fast keine ausgesprochene Dellenbildung, sondern die ganze Fläche erscheint einfach mehr oder minder leicht graulich und rauh. Der eigentliche Pol selbst zeigt fast niemals eine Dellenbildung, sondern das schon oben erwähnte grauliche Aussehen, das manchmal geradezu unregelmäßig körnig zu nennen ist. Mitunter stellt sich auch die ganze Gegend des Pols im weiteren Sinne als eine rauhe und höckrige Platte von grauer, gesprenkelter Farbe dar, auf deren hinterer Oberfläche verschieden zahlreiche, verschieden geformte und in ihrer Dichte und Ausbildung sowie Konfiguration überaus wechselvolle Auflagerungen sichtbar sind. An dieser Stelle sei von diesen Auflagerungen vorläufig nur so viel bemerkt, daß sie wohl niemals eine reine Kreisfläche, entsprechend der eigentlichen Polgegend, darstellen, sondern meistens strangartiger oder fädiger Natur sind. Auch eckige oder polygonale bis rundliche optisch ziemlich dunkel erscheinende Stellen sind noch zu erwähnen, an denen das graue Aussehen der hinteren Kapsel weniger ausgesprochen ist, und die deshalb geradezu den Eindruck „leerer“ Stellen machen können. Diese Stellen sind absolut glatt und erscheinen wohl aus diesem Grunde, weil sie fast kein Licht reflektieren, optisch dunkel.

Das graulich stumpfe Aussehen der hinteren Linsenkapsel speziell in der Polgegend kann auch die obersten Schichten der darunter befindlichen Linsensubstanz mitbetreffen und die ganze Gegend über der übrigen Linsenkapsel leicht erhaben sein wie ein flaches Hochplateau, wobei sie dann ganz allmählich oder mitunter auch einmal etwas scharfrandiger in die Nachbarschaft übergehen kann. Ein stärkeres Hervortreten dieses „physiologischen Lenticonus posterior“ gehört in das Gebiet der angeborenen Veränderungen dieser Gegend.

Betrachten wir nun des weiteren die übrige Fläche der Linsenkapsel, wobei wir entweder mehr direkt die zu untersuchende Partie der hinteren Linsenfläche beleuchten oder auch etwas mehr indirekt

(— auch eine Art Dunkelfeldeinstellung, indem wir mittels mehr stumpfwinkliger Seitenbeleuchtung „im Reflexe" untersuchen —), so tritt uns außerhalb der eigentlichen Polgegend ebenfalls ein ungemein vielgestaltiges Relief der hinteren Linsenkapsel in ihrer ganzen Ausdehnung entgegen. Sie ist nur selten glatt und glänzend und nimmt vor allem bei Dunkelfeldeinstellung von der Grenze der hinteren Polgegend an die dort beschriebene feinste Dellung in bestimmterer Gestaltung an, die sich darin äußert, daß die Dellen tiefer, größer und deutlicher werden und sich zu bestimmten Zügen anordnen. Sie folgen mit hintereinander bzw. parallel gestellten Längsachsen der Richtung der Haupt- und Nebenstrahlen der hinteren Linsenhälfte. Nur vereinzelt sieht man auch einmal gröbere Abweichungen von diesem Schema, so vor allem eine Anordnung in großen, zur Peripherie des inneren und unteren Quadranten der hinteren Linsenfläche konzentrischen Zügen oder eine mehr rein radiäre oder auch mehr rein konzentrische zur Linsenmitte.

Im jugendlichen Alter ist die Dellung häufig nur sehr spärlich und schwach ausgesprochen, doch ist sie trotzdem stets, wenn auch oft nur angedeutet, hier vorhanden. In der Jugend sind die Dellen oft rundlich oder kreisrund.

Die Dellen als solche pflegen meist dicht nebeneinander zu stehen und sind durch dunkle, längliche Wälle getrennt, die verzweigt und miteinander anastomosierend ein kompliziertes Netzwerk darstellen. Nach der Peripherie zu pflegen die Dellen etwas tiefer, länglicher und gröber zu werden, die wallartigen Grenzkämme etwas deutlicher hervorzutreten. Dann ist vor allem zu sehen, daß die Dellung vornehmlich nach hinten zu gerichtet ist. Bei dem scheinbaren Größerwerden der Dellen nach der Peripherie muß die oben besprochene schräge Draufsicht berücksichtigt werden, aber trotzdem besteht wohl hier sicher noch eine Vertiefung und Verlängerung der Gebilde bis zu einem gewissen Grade. In den bei Mydriasis der Beobachtung noch zugänglichen äußersten Randpartien der hinteren Linsenkapsel erhält man dann wegen der punktuell nicht korrigierten Medien kein deutliches und einwandfreies Bild mehr.

Eine absolut gleichmäßige und glatte Oberfläche der hinteren Linsenkapsel ist fast niemals zu sehen. Auch bei Kindern — soweit hier eine solche Untersuchung noch möglich ist, vielleicht bis zum 10. Lebensjahre zurück — geht das zarte Linsengrau, das in die hintere Kapsel diffus überleitet, in der beschriebenen gedellten Weise in das dahinter befindliche optische Medium über.

Mitunter erhält man von der hinteren Linsenfläche infolge der ungemein feinen Dellung deutliche Interferenzerscheinungen, die sich als Perlmutterglanz der beleuchteten Partien dokumentieren[1]). Doch gelingt es meist

[1]) Teilweise spielt hier vielleicht auch die Beugung der Lichtstrahlen eine Rolle. Oder die Farben, welche auch Gelb enthalten, entstehen hier wie die

immer, durch Änderung des Beleuchtungswinkels diesen Perlmutterglanz größerer oder kleinerer Kapselteile zu beseitigen, wenn er störend wirkt.

Im Bereiche des inneren unteren Quadranten der hinteren Linsenfläche erscheint häufig das geschilderte Bild am vielgestaltigsten und unregelmäßigsten, was wohl zu einem gewissen Teile auch durch die für die Untersuchung besonders günstige Richtung der auffallenden Strahlen bedingt sein kann. Oft herrscht hier der mehr konzentrisch zur Linsenmitte gerichtete oder mehr radiäre Typus der Dellenanordnung vor. Diese Erscheinung ist bei der Beleuchtung über die Nase hinweg gar nicht so selten auch am äußeren unteren Quadranten wahrzunehmen, wenn auch die Mannigfaltigkeit des Oberflächenreliefs dieses Quadranten meist nicht so ausgesprochen ist, obwohl von beiden Seiten her die Beleuchtung angewendet wird.

Wichtig und interessant erscheint die Tatsache, daß wir in vivo auch bei 108facher Linearvergrößerung nicht imstande sind, mit der Nernstspaltlampe den Tiefendurchmesser der hinteren Kapsel festzustellen, die letztere zeigt sich stets nur als eine Fläche. Daher ist es auch nicht möglich, sich in vivo von einem lamellösen Aufbau der hinteren Linsenkapsel zu überzeugen, wie es mit Säuren und Alkalien von v. Köllicker, mit 10proz. Kochsalzlösung und mit übermangansaurem Kali von Berger, ferner durch Trypsinverdauung von Schirmer beobachtet wurde.

Ob die von uns gesehene Riffelung und Schwellung der hinteren Linsenkapsel intra vitam in der Anordnung der Linsenfasern begründet ist, erscheint fraglich. Die Wahrscheinlichkeit spricht vielmehr dafür, daß die genannten Unregelmäßigkeiten der Kapsel mit den Gestaltsveränderungen der Linsensubstanz infolge des Spielens der Akkommodation zusammenhängen müssen. Die Dellen zeigen gewissermaßen eine gewisse Lockerung der Beziehungen zwischen Linsenfasern und Kapsel an und sind der Ausdruck für eine durch die Gestaltsveränderungen der Linse intra vitam bedingte allerfeinste und komplizierte Fältelung der hinteren Kapsel. Für diese Auffassung spricht auch die Tatsache, daß an der vorderen Linsenkapsel im Bilde der Nernstspaltlampe ein ähnlicher Vorgang zu beobachten ist, wie wir andernorts kennenlernen werden.

Die gröberen Unregelmäßigkeiten und Wellungen, die man bisweilen an der vorderen Kapsel mit Hilfe der Binokularlupe zu sehen vermag, haben mit den oben beschriebenen Dellungen, Riffelungen und Fältelungen nichts zu tun. Das sei hier ausdrücklich hervorgehoben. Die makroskopische Wellung ist auch von anderer Anordnung, anderer Gestalt und führt auch nicht zu den gleichen Interferenzerscheinungen wie an der Hinterkapsel.

Farben dünner Blättchen. Vgl. dazu auch die Bemerkungen von Vogt betr. das Farbenschillern des vorderen Linsenrindenbildes.

Auch außerhalb der Polgegend können im Bereiche der hinteren Kapsel dieselben oft vielfach verzweigten und wie „Rißbildungen“ in der Kapsel aussehenden optisch leeren Stellen auftreten, wie wir sie an der eigentlichen hinteren Polgegend kennenlernten. Genau wie hier sind sie oft als tiefschwarze und zackige dellenlose Stellen der Kapsel zu sehen und vor allem in der weiteren Umgebung der Polgegend aufzufinden. Ihre Längsrichtung wechselt vielfach, ihre Konfiguration erinnert am meisten an das bekannte Bild der Sonnenflecken. Am häufigsten sind sie einzeln und nur selten in der Mehrzahl resp. dichter nebeneinander zu sehen. Es handelt sich hier um physiologische Bildungen, die sich in einer erhöhten Durchsichtigkeit und dem Mangel einer Dellung an diesen Stellen der Hinterkapsel erklären lassen, so daß eben hier die Linsenkapsel absolut glatt erscheint. Dazu kommt wohl noch eine abnorme Dünnheit der Kapsel an diesen Stellen. Wenn das Bild auch an Rißbildungen erinnert, so sind diese natürlich mangels jeder weiteren Linsenveränderung unter diesen Stellen mit Sicherheit auszuschließen. Der Umstand, daß die Ränder der oft baumartig verzweigten Gebilde fast durchweg scharf erscheinen und ihre Größe niemals die der eigentlichen Polgegend überschreitet, spricht sehr zugunsten der Annahme, daß hier ein Fehlen der Dellung das optische Phänomen erzeugen dürfte.

Zu erwähnen wären noch anhangsweise feinste Einsenkungen der Kapsel in Form eines flachen Trichters von ziemlicher Kleinheit, die ähnlich wie die vorgenannten dunklen Stellen unmittelbar subcapsulär gelegen zu sein scheinen. Die Linsensubstanz darüber zeigt keine weiteren Besonderheiten. Die Gebilde sind außerordentlich selten und können bei schräger Beleuchtung sehr stark das Licht reflektieren.

Was nun die physiologischen Auflagerungen auf der hinteren Linsenkapsel betrifft, so müssen wir uns erinnern, daß die fötale Linse völlig von einer gefäßhaltigen Membran, der sogenannten Tunica vasculosa lentis, umgeben ist. Die durch den Zentralkanal des Glaskörpers ziehende Arteria hyaloidea bildet am hinteren Linsenpole ein Gefäßnetz, das die ganze hintere Linsenfläche überzieht. Die Gefäßverzweigungen dieser Membrana capsularis treten auf die Vorderfläche der Linse über, woselbst sie in die bekannte Membrana pupillaris übergehen.

Wir müssen uns nun bei diesen Verhältnissen stets vor Augen halten, daß zwischen den rein physiologischen Überresten dieser fötalen Bildungen und den dadurch bedingten postfötalen eigentlichen angeborenen Veränderungen nur graduelle Unterschiede bestehen. Angesichts solcher Übergänge sind wir für die eigentlichen physiologischen Auflagerungen auf der hinteren Kapsel, die also fast bei jedem normalen Auge zu sehen sind im Gegensatze zu den später zu besprechenden angeborenen Veränderungen, die weit seltener sind, auf folgende Einteilung angewiesen:

a) Die feineren Auflagerungen auf der hinteren Linsenkapsel.

b) Die gröberen Auflagerungen daselbst.

Zu den ersteren gehören sowohl diejenigen Bildungen, die bindegewebiger Abkunft sind, als auch diejenigen, die sich von dem fötalen Gefäßsysteme der Tunica vasculosa lentis herleiten.

Schon die erstgenannte Gruppe vermag dem Beobachter ein mannigfaltiges Bild zu bieten. Wir sehen da allenthalben wohl in jedem gesunden Auge, sowohl bei Kindern als auch in den mittleren Jahren, hier und da breitere oder schmälere, gröbere oder feinere weißliche und faserige Auflagerungen von verschiedenartigster Architektur. Gerade in der Polgegend ist ein Prädilektionssitz für diese Gebilde festzustellen. Bald sehen wir da mehr flächenhafte Auflagerungen von zartester Struktur, bald mehr fädige oder mitunter auch netzförmig angeordnete Gebilde von verschieden dichter Anordnung und verschiedenem Tiefendurchmesser. Mitunter sind es einmal mehr ausgedehnt flächenhafte Bezirke, die die Gegend des hinteren Linsenpols bedecken, bald mehr kranz- oder ringförmig um diese angeordnete zarte Netzbänder oder Stränge. Die einzelnen Fasern sind von diffus graulichem Aussehen, wenig scharf begrenzt, nur selten schärfer konturiert und dann mehr drehrund und von sehr verschiedener Länge. Sie gehen scheinbar in benachbarte Gebilde dieser Art entweder per continuitatem über oder sie lagern sich ihnen an und ziehen gemeinsam weiter, wobei das Kaliber des ganzen Gebildes entsprechend steigen kann. Queranastomosen sind viel seltener als die mehr länglicheren und spitzwinkligen. Auch Verflechtungen sind oft wohl nur scheinbar und lösen sich meistens in mehr oder weniger zahlreiche Überlagerungen auf. Alle fasrigen Gebilde gehen nur selten in längere, bindegewebig erscheinende Bänder über, die sich über einen größeren benachbarten Bezirk erstrecken. Speziell im Verlaufe der hinteren Sternstrahlen sind sie vorhanden[1]). Häufiger ist, daß, durch verschieden große Zwischenräume getrennt, in der engeren oder weiteren Nachbarschaft sich ähnliche Bildungen finden, die analog zusammengesetzt sind. Meist sind diese Gebilde, je mehr wir nach der Peripherie zu die hintere Linsenfläche untersuchen, länger und schmäler, erscheinen mehr als Züge oder Striche, während sie in der Mitte nach der Polgegend zu mehr die flächenhafte oder netzförmige Anordnung bevorzugen. In der äußersten Peripherie sind sie dann aus den bekannten Gründen schwer oder kaum noch zu verfolgen. Aber auch hier kommen undeutlich noch kleine Fäserchen und Netzchen zur Wahrnehmung.

Außer den genannten herrschen vor allem auch im unteren inneren Quadranten besonders zu besprechende eigentümlich geformte faserige

[1]) Überhaupt sieht man in vielen Fällen alle diese Auflagerungen auf das Bereich und die Nachbarschaft der Sternstrahlen beschränkt.

Auflagerungen vor, die allein oder neben den beschriebenen von hier aus die ganze hintere Linsenfläche oder auch einzelne Quadranten bogenförmig in toto durchsetzen. Die stärkere Beteiligung dieses Quadranten, die nicht, wie die Kontrolluntersuchung der übrigen Quadranten auch über den Nasenrücken hinweg lehrt, auf einer günstigeren Beleuchtung dieser Gegend beruht, läßt tatsächlich erkennen, daß solche „Bogenfasern" bald zarter, bald stärker und kräftiger entwickelte Fasern oder Faserzüge darstellen, die tatsächlich in einem langgeschweiften, kreissegmentähnlichen Bogen von oben nach unten oder auch von innen

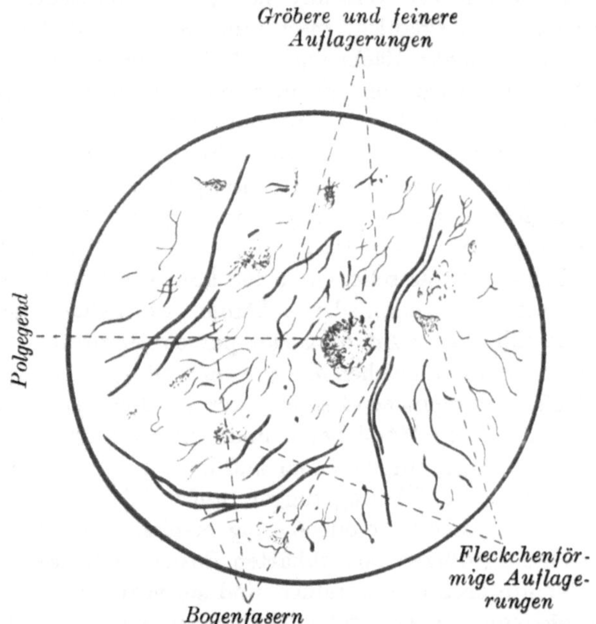

Abb. 1. Physiologische Auflagerungen auf der linken Linsenkapsel.

oben nach außen oben resp. auch von innen und unten nach außen oben der hinteren Linsenfläche aufliegen können[1]). Diese Bogenfasern erwähnte als weiße, unregelmäßig gebogene Linien auf der hinteren Linsenkapsel neuerdings ganz kurz Vogt. In dem Schema 1[2]) sind, vereinigt in einem Bilde, einige solcher Bogenfaserverläufe neben den ersterwähnten Auflagerungen der verschiedenen Arten dargestellt. Wir sehen die genannten Faserverläufe entweder als solitäre Fasern oder,

[1]) Mitunter folgen die Bogenfasern auch einzeln oder zu mehreren dem Verlaufe der hinteren Sternstrahlen, doch ist das Bild sehr wechselnd.

[2]) Des besseren Verständnisses halber ist jedes Schema doppelt, d. h. im Text Schwarz auf Weiß, auf den Tafeln I bis III Weiß auf Schwarz, wiedergegeben.

wie das bisweilen zu beobachten ist, auch als ein Konglomerat paralleler oder unregelmäßig und dicht nebeneinander verlaufender und dabei nur wenig anastomosierender Fasern, die sich an ihren Enden entweder feingefasert auflösen oder in eine netzförmige Auflagerung der oben beschriebenen Art übergehen. Oder sie erscheinen plötzlich unterbrochen, um nach einer Weile wieder in einige Strangstücke der gleichen Richtung überzugehen resp. als solche weiterzuziehen. Alle diese Fasergebilde sind der hinteren Linsenkapsel entweder fest und ohne weitere sichtbare Besonderheiten unmittelbar aufgeheftet, oder sie können auf diesem oder jenem Verlaufsteile auch einmal ein längeres oder kürzeres Stück getrennt von ihr hinter der Linse verlaufen. Doch das ist seltener und gehört vielleicht schon ins Gebiet der angeborenen Veränderungen. Die freien Enden der genannten sämtlichen Fasergebilde können auch einmal feingeringelt enden oder zeigen mitunter auch eine kleine weißliche und knopfförmige Anschwellung, die ihrerseits wieder der Linsenkapsel fest anliegen oder frei nach hinten zu pendeln kann. Diese freien Enden sind dann gewöhnlich von äußerster Kürze (vgl. Schema 1).

Die Konvexität der von den Bogenfasern gebildeten Bögen ist sehr häufig nach innen und unten zu gerichtet, wenn auch nicht ausschließlich. Man sieht die Konvexität auch nicht selten nach außen oder nach oben verlaufen. Vielleicht hängt der nach innen unten vor allem zu beobachtende Bogenfaserverlauf mit fötalen Verhältnissen dieser Kolobomgegend zusammen, speziell auch die freien Enden und knopfförmigen Anschwellungen; die letzteren namentlich sind vielleicht ektodermaler Natur und stellen abgeschnürte Reste des perilenticulären fötalen Faserfilzes dar. Das letztere gilt vielleicht auch für die Verhältnisse dieser Art in der Linsenperipherie, in der Nähe der noch kernhaltigen Zone; vielleicht hängt hier überhaupt diese oder jene der zu beobachtenden Unregelmäßigkeiten der hinteren Linsenkapsel mit Stellen zusammen, denen die in früher Fötalperiode daselbst entstandenen Basalkegel (v. Lénhossek) entsprechen würden. Wenn diese Basalkegel auch unmittelbar an das fötale Linsenepithel geknüpft sind und ihr verlorengehender Sitz gewissermaßen mit hinaufrückt in die spätere kernhaltige Äquatorzone, so halte ich es trotzdem nicht für unmöglich, daß im Konnex gebliebene oder abgeschnürte Reste von solchen epithelialen Basalkegeln sich in Gestalt dieser oder jeder Auflagerungen postfötal zu halten vermögen und für den Untersucher als eine der periphersten feineren und feinsten Auflagerungen der beschriebenen Art in den Gesichtskreis treten. Namentlich gilt das für nicht als faserige Gebilde zu erkennende kleinere oder größere teils dreieckige, teils polygonale oder auch mehr rundliche solitäre oder konglomerierte fleckchenförmige Auflagerungen der peripherer gelegenen Kapselpartien. Diese haben mit zelligen Elementen deshalb nichts zu tun, weil sie viel größer sind als Zellen, daher können sie auch nicht mit solchen verwechselt werden.

Zu der zweiten Gruppe, den physiologischen gröberen Auflagerungen, müssen wir außer den seltneren fötalen Gefäßüberresten, die bei den angeborenen Veränderungen der hinteren Linsenkapsel besprochen werden sollen, zunächst die feineren kürzeren oder längeren Fädenbildungen rechnen, die sich in vieler Hinsicht von den besprochenen graulichen Auflagerungen unterscheiden. Es sind dies weiße oder graue Fäden, die mehr gerade, nicht selten auch leicht gewellt verlaufen und sowohl in der Polgegend als auch außerhalb derselben vorkommen. Wenn auch gröber, als die oben geschilderten graulichen Auflagerungen, so stellen sie doch im ganzen äußerst feine und zarte Fäden dar, die der hinteren Linsenkapsel nicht im ganzen angelagert, sondern nur in einem Endpunkte oder in dem ersten kurzen Verlaufsstücke mit ihr zusammenhängen, im übrigen aber frei nach hinten ziehen. Dort treten sie mit der vorderen Grenzschicht des Glaskörpers oder auch seinen tiefer gelegenen Gewebslagen in mannigfache Verbindungen. Vor allem in der Gegend des inneren unteren Quadranten der hinteren Linsenkapsel pflegt ihr vorderes punctum fixum zu liegen.

Weißliche Zellelemente und Ähnliches ist den Fäden hier und da häufig aufgelagert. Auch in größerer Anzahl können diese rundlichen scheibchenähnlichen oder mehr polygonalen Zellen den Fäden allenthalben anhaften. Vor allem ist das an den dichotomischen Teilungsstellen, die wir mit wechselnder Richtung häufig sehen können, der Fall, ebenso an Über- und Unterkreuzungen mit den Nachbarfasern. Auch mehrere Aufspleißungen solcher Fäden kommen vor, ja ganze, mit meist länglichen Maschen versehene und äußerst vielgestaltige Netze sind wahrzunehmen, die an beliebigen Stellen hinter der Linsenperipherie, vor allem aber sehr gerne nasal, zu verschwinden scheinen.

Daß wir es bei allen diesen genannten Bildungen mit Überresten der fötalen Tunica vasculosa lentis resp. Membrana capsularis zu tun haben dürften, erwähnte schon Erggelet und neuerdings Vogt. Speziell die bindegewebigen polymorphen Auflagerungen sind wohl zweifelsohne als bindegewebige, mesodermale Reste fötalen Gewebes aufzufassen. Die Fädenbildungen sind wohl mehr als verödete präcapillare Gefäßreste zu deuten, die mit der hinteren Linsenkapsel einerseits, andererseits aber mit den protoplasmatischen Glaskörperelementen in Beziehung traten. Auf Einzelheiten dieser Beziehungen kommen wir später zurück.

Schließlich wäre nun noch der oben schon kurz angeführten vereinzelten zelligen Elemente zu gedenken, die wir am gesunden Auge vieler Individuen mit der Nernstspaltlampe hin und wieder zu sehen bekommen können. Ganz ähnlich, wie an der Rückfläche der normalen Cornea, zeigt auch hier das Mikroskop, daß viel häufiger, als man bisher annahm, freie Zellen daselbst vorkommen können. Sie finden sich, ähnlich wie an der Cornea, in der unteren Hälfte der hinteren Linsenkapsel etwas häufiger als in der oberen, zeigen sonst aber sehr häufig ihren Prädilektionssitz in der leicht rauh erscheinenden engeren und weiteren Umgebung des Poles. Alle diese Elemente sitzen sehr gern den bindegewebigen Resten der Membrana capsularis als auch den vereinzelten erwähnten grauen oder weißen Fäden auf, sind mitunter aber auch auf den scheinbar glatten und gut durchsichtigen „freien“ Stellen der mehr oder weniger deutlich gedellten hinteren Linsenkapsel sichtbar. Der Prädilektionssitz in der Polgegend dürfte in der beschriebenen leichten Rauhigkeit dieser Gegend seine Erklärung finden.

Bei den zur Beobachtung gelangenden Zellarten können wir unter normalen Verhältnissen meist zwei verschiedene an der Spaltlampe unterscheiden.

1. Weiße Blutzellen oder deren Trümmer.
2. Dunkelbraune Pigmentzellen oder deren freies Pigment.

Die weißlichen Zellen sind z. T. vielleicht embryonale Zellüberreste der Tunica vasculosa, z. T. vielleicht auch Wanderzellen, die auf irgendeine Weise intra vitam dorthin gelangten. Sie zeigen sich als sehr kleine runde oder bisweilen auch mehr polygonale Tüpfel oder Scheibchen von reinweißer bis grauweißer Farbe, stehen stets vereinzelt, niemals in größerer Anzahl beisammen und sitzen vor allem, wie schon hervorgehoben, den bindegewebigen Auflagerungen und fädigen Gefäßüberresten völlig regellos auf, und zwar teils deren glattem Verlaufe angelagert, teils ihren Verzweigungs- resp. Überlagerungsstellen. Irgendwelche weiteren erkennbaren Besonderheiten, wie Zellausläufer u dgl. waren bis jetzt nicht nachzuweisen. Auch Trümmer solcher Zellen sind hier und da sichtbar in Gestalt feinster weißlicher aufgelagerter Pünktchen. Bei älteren Individuen sind alle diese Gebilde häufiger, doch auch in jüngeren Jahren sind sie zu finden, was immerhin für die Möglichkeit embryonaler Zellreste sprechen würde.

Die vereinzelten, hin und wieder einmal auch normalerweise zu beobachtenden dunkelbraunen Pigmentzellen sind entschieden häufiger als die vereinzelten weißen und roten Blutzellen zu finden. Sie gleichen an Aussehen den normalen dunkelbraunen Pigmentpunkten der hinteren Hornhautfläche als solitäre rundliche oder polygonale Gebilde von der ungefähren Größe einer weißen Blutzelle, können aber auch als mehr oder weniger große Zelltrümmer resp. als Pigmentstaub zur Beobachtung kommen.

Alle diese physiologischerweise vorkommenden Pigmentzellen finden sich an denselben Stellen, wie wir dies für die weißlichen Blutzellen gesehen haben.

Beide Zellarten dürfen aller Wahrscheinlichkeit nach auf den physiologischen Abnutzungsprozeß der benachbarten Gewebe, auf geringfügige Kopftraumen und ähnliches zurückzuführen sein, wie das schon in einer früheren Mitteilung bei Besprechung der physiologischen Hornhautpigmentpunkte hervorgehoben wurde.

Des weiteren wären nun noch besondere Krystallbildungen anzuführen, die hier nicht so selten in den Gesichtskreis treten. Wir finden da einmal hier oder dort in beliebiger Gegend der hinteren Linsenkapsel ein grünlich schimmerndes oder in anderen Fällen wiederum ein mehr weißlich gefärbtes Krystallplättchen. Die Gebilde erscheinen teils rhombisch, teils polymorph und sind entweder der hinteren Kapsel ein- oder unmittelbar aufgelagert. Auch innerhalb der Kapsel, also unter derselben, noch in der Linsensubstanz, können sie gelegen sein. Gar nicht so selten sind sie in der Gegend des hinteren Pols aufzufinden. Im letzteren Falle, d. h. also bei subcapsulärem Sitz, dürfen sie nicht fälschlicherweise auf die Kapsel resp. in diese hinein lokalisiert werden. Während bei intracapsulären Krystallen stets eine scheinbare Lücke in der Kapsel erscheint, zieht die letztere bei subcapsulären Gebilden dieser Art stets mit mehr oder minder matter Grenze über ihr hinweg.

Auch die Krystalle stehen nur vereinzelt. Bei den grünlichen handelt es sich wohl sicher um Cholesterin, das, wie wir wissen, schon normalerweise in der Linse beobachtet wird, während die weißlichen Krystalle resp. krystalloidähnlichen Körper vielleicht kalkhaltige Drusen, feinste circumscripte Kapselstartrübungen oder ähnliches darstellen dürften.

Wie wir gesehen haben, ist die für die bisherigen klinischen Untersuchungsmethoden als absolut klar und strukturlos erscheinende hintere Linsenfläche an der Nernstspaltlampe geradezu eine Fundgrube zahlreicher interessanter Einzelheiten. Keine Gegend des vorderen Bulbusabschnittes bildet für den Untersucher ein ähnlich dankbares und abwechslungsvolles Bild. Und das gilt namentlich auch für die angeborenen und vor allem pathologischen Veränderungen dieser Gegend, die nur zum Teil im Rahmen dieser Arbeit besprochen werden können.

Wenn wir damit zur Betrachtung desjenigen Teiles des Augeninneren übergehen, der im Bilde der Nernstspaltlampe unmittelbar hinter der hinteren Linsenkapsel gelegen ist, so betreten wir hier fast noch mehr als bei der später zu beschreibenden lebenden Glaskörperstruktur so gut wie völlig unbekanntes Land.

In der vorliegenden Literatur ist unseres Wissens bis jetzt nichts darüber veröffentlicht, was sich eigentlich zwischen der fraglichen äußersten Grenzschicht des Glaskörpers und der hinteren Linsenkapsel befindet. Über die Frage, ob hier ein optisch leerer, nur mit klarer Flüssigkeit gefüllter Spaltraum existiert oder ob die äußersten Glaskörperfasern unmittelbar und dicht der hinteren Linsenkapsel anzuliegen pflegen, liegen einwandfreie mikroskopische Untersuchungen z. Z. noch nicht vor. Und das ist auch begreiflich. Denn einmal läßt sich ja aus den eingangs hervorgehobenen Gründen an dem toten Glaskörpergewebe keinerlei sicheres Urteil über die tatsächlichen Verhältnisse am lebenden Auge gewinnen, andererseits aber war man ohne die Gullstrandsche Apparatur nicht in der Lage, dieser Frage näherzutreten.

Nur Erggelet erwähnt ganz kurz, daß man „nicht selten eine optisch leere Zone beobachtet, die wie ein Kugelsegment hinter der Linse liegt und daß erst hinter dieser die Strukturelemente des Glaskörpers beginnen, sichtbar zu werden“.

Dieses Verhalten beobachtet man nun in der Tat an der Spaltlampe bei fast jedem normalen Auge. Wandert man nämlich mit dem scharfen Spaltbilde über die hintere Linsenkapsel hinaus und stellt sich die obersten Glaskörperlagen ein, so kann man bei geeigneter Konzentration der Beleuchtung und leichtem Oscillierenlassen des Spaltlichts im Bereiche der Gegend unmittelbar vor den ersten graulichen Glaskörperelementen, aber doch rückwärts der hinteren Linsenkapsel, bei Durchmusterung eines größeren Materials normaler Augen zu sehen bekommen, daß tatsächlich so gut wie in jedem Falle ein solcher fraglicher Spaltraum in stärkerem oder schwächerem Maße vorhanden zu sein scheint. Wichtig ist für den Nachweis dieses scheinbar optisch leeren „postlenticulären Grenzraumes“, worauf immer wieder hingewiesen sei, daß man bei normalem Adaptationsvermögen mindestens 3—5 Minuten adaptiert ist und keinerlei störendes Seitenlicht, Reflexe oder dergleichen empfindet.

Unter strengster Beobachtung dieser Regeln stellt sich der Grenzraum als eine im gesunden Auge absolut dunkel und optisch völlig leere Zone dar, die unmittelbar hinter der Linse beginnt und nach kürzerem oder längerem scheinbaren Durchmesser in die oberflächlichsten Strukturelemente des eigentlichen Glaskörpers übergeht.

Die Breite dieser Zone, d. h. der scheinbare Tiefendurchmesser, ist, wie schon kurz angedeutet, sowohl bei demselben Individuum als auch bei verschiedenen Personen und Altersstufen recht verschieden ausgeprägt. Bestimmte Regeln scheinen jedoch für diese Verhältnisse nicht zu bestehen. Während man bei dem einen Auge den scheinbaren Tiefendurchmesser des Grenzraumes bis zur doppelten Corneadicke feststellen kann, beträgt er bei anderen Augen, ja mitunter sogar auf dem anderen Auge desselben Individuums nur ca. die Hälfte der Corneadicke. In der Jugend scheint der Grenzraum im allgemeinen etwas weniger tief zu sein als in höheren Jahren.

Man kann die Ausdehnung des Grenzraumes im Bilde der Spaltlampe so weit verfolgen als man überhaupt mit dem Lichtspalt an der hinteren Linsenkapsel unter Kontrolle des Mikroskops entlang zu gleiten vermag. In der Peripherie ist der Einblick aus den bekannten Gründen etwas erschwert; es empfiehlt sich hier für die temporalen sichtbaren Drittel des Grenzraumes der Modus der erwähnten Beleuchtung über den Nasenrücken.

Bei eingehender, vergleichender Untersuchung der verschiedenen Tiefendurchmesser desselben Grenzraumes in den zentralen und den mehr peripher gelegenen Partien kann man ferner feststellen, daß der Raum hinter der Gegend der peripheren Linsenteile im ganzen weniger tief zu sein pflegt. Dort treten die Glaskörperelemente sehr nahe an die hintere Kapsel heran, wenn auch diese Annäherung individuell ebenfalls in gewissen Grenzen zu schwanken scheint. Jedenfalls dürfte auf dem Durchschnitte der postlenticuläre Grenzraum eine ungefähr sichelförmige Gestalt besitzen.

Wenn wir oben sagten, daß im Bereiche des Grenzraumes für die Untersuchung an der Spaltlampe die ganze Gegend optisch leer erscheine, so ist das cum grano salis zu verstehen und berücksichtigt nicht diejenigen Bildungen, die eine Verbindung zwischen dem eigentlichen Glaskörper und der hinteren Linsenkapsel darstellen. Diese Gebilde ziehen natürlich durch den Grenzraum hindurch. Wir sehen da physiologischerweise die oben beschriebenen Fädenbildungen mehr gerade oder mitunter auch leicht gedreht resp. gewellt in den Glaskörper eintreten und können sie dann in ihm verschieden deutlich weiterverfolgen. Die Fäden selbst können im Bereiche des Grenzraumes alle die oben beschriebenen Eigentümlichkeiten wie zellige Auflagerungen, dichotomische oder mehrfache Teilung, Netzbildung, Verlaufsart und ähnliches zeigen.

Der postlenticuläre Grenzraum wird in manchen Fällen scheinbar ziemlich breit gefunden, obwohl er in den betreffenden Fällen nur sehr schmal ist. Und das liegt wohl daran, daß der Beobachter nicht genügend adaptiert ist und eine Glaskörperzone als optisch leer betrachtet, auf deren Helligkeitsvalenz sein Auge noch nicht eingestellt ist. Nach längerer Adaptation wird er dann aus dem bis dahin „dunklen" Raume nach und nach Gebilde heraustreten sehen, die bereits den oberen Glaskörperlagen angehören. Und nur in einer ganz schmalen Zone zwischen diesen und der hinteren Linsenkapsel vermag er dann den eigentlichen Grenzraum zu finden.

Ein gutes Hilfsmittel für den Nachweis des Grenzraumes ist die Bewegung des untersuchten Auges. Man fordert den Patienten auf, einmal „nach rechts", dann „nach links", schließlich wieder „geradeaus" zu sehen. Bei der dem Blickwechsel folgenden entgegengesetzten Bewegung des Glaskörpers tritt dann meistens der Grenzraum mit überraschender Deutlichkeit hervor. Auch hier ist eine größere Übung erforderlich, um bei dem Blickwechsel des Patienten nicht sofort das bis dahin eingestellte Bild zu verlieren.

Und damit kommen wir zum nächsten Kapitel unseres Gegenstandes und wollen nun den Glaskörper selbst in den Kreis unserer Untersuchungen ziehen.

2. Das eigentliche Glaskörpergewebe.

Wenn wir uns diesem außerordentlich schwierigen, aber dafür ungemein interessanten und für die Forschung dankbaren Kapitel zuwenden das den eigentlichen Kernpunkt unserer Untersuchungen bilden soll, so dürfen wir nicht vergessen, hervorzuheben, daß wir mit dem Ausdruck „Emmetropie", welchen wir in der Überschrift unseres letzten Hauptteiles als Einschränkung gebrauchten, natürlich nicht die skiaskopisch einwandfreie Emmetropie zu verstehen haben. Wir meinen vielmehr dabei nur eine ungefähr emmetropische Refraktion des Auges, die 1—2 Dioptrien nach der positiven und negativen Seite zu nicht überschreiten soll.

Zweitens halten wir es für zweckdienlich, uns in aller Kürze einiger entwicklungsgeschichtlicher Daten zu erinnern, bevor wir die histologische Struktur des normalen Glaskörpers selbst betrachten. Denn ein volles Verständnis der uns gegenübertretenden Bilder und der außerordentlich komplizierten Struktur des Glaskörpergewebes ist ohne eine genaue Kenntnis der fötalen Entstehung dieses Gebildes nur lückenhaft möglich. Wir wollen daher unsere Darstellung der eigentlichen normalen Glaskörperstruktur mit einer möglichst kurzen Rekapitulation der Entwicklungsgeschichte des Glaskörpers beginnen, wonach wir sehen werden, daß alle die strukturellen Eigentümlichkeiten und Spielarten, denen wir begegnen, ferner alle die zahlreichen Anhänge, Einschlüsse und andere Anomalien, ja auch z. T. einige pathologische Veränderungen durch besondere Verlaufsweise der Glaskörperentwicklung bedingt sein können.

Bekanntlich kommt nach Addario, Fuchs, Lénhossek, Mawes und Magitot, Rabl, Tornatola, Wolfrum u. a. so gut wie ausschließlich — oder nach Köllicker, v. Pée u. a. doch wenigstens zum Teile — das ectodermale Keimgewebe in Betracht, während das mesodermale fast völlig oder ganz für die Glaskörperentwicklung in den Hintergrund tritt.

Nach Wolfrum ist das erste Stadium der primitiven Glaskörperentwicklung im allgemeinen dadurch charakterisiert, daß sich zuerst zwischen Linse und Netzhautanlage Protoplasmabrücken als einfache Fortsetzungen der betreffenden Ectodermzellen bilden, die sich entweder direkt per continuitatem verbinden oder nach vielfacher Aufsplitterung um die Linsenanlage ein dichtes Filzwerk, die sogenannte Capsula perilenticularis bilden. Diese liegt hinten der Linsenanlage dicht auf, und in dem Netzwerk können sich die feinen protoplasmatischen Ausläufer direkt wieder selbst verbinden. Die in der Mehrzahl befindlichen von den retinalen Stützzellen kommenden „Radiärfasern", d. h. direkten Protoplasmafortsätze breiten sich strahlenförmig nach allen Richtungen aus, während die weniger zahlreichen und von den Linsenepithelzellen herkommenden sich sofort dicht aufsplittern und in das perilenticuläre Fasernetz übergehen. Dabei gehen einzelne Fasern durch das Netz hindurch und verbinden sich direkt mit Protoplasmafortsätzen der retinalen Zellen. Die an den Linsenepithelzellen dabei zu beobachtenden Fortsätze hat, worauf wir schon oben hinweisen konnten, v. Lénhossek als Linsenkegel oder Basalkegel bezeichnet. Diese Gebilde gehen nun Verflechtungen und Anastomosenbildungen mit den nächstgelegenen Fibrillen ein, die im Bereiche des Augenbechers von der Retina und im Bezirke des Augenblasenspalts von Mesodermzellen stammen, so daß hier mithin ectodermale Gebilde in mesodermale Elemente übergehen. Vom Fundus der Netzhaut her strahlen dann immer mehr Radiärfasern aus, und dazu kommt ein von der Gegend des Umschlagrandes der sekundären Augenblase her ebenfalls radiär verlaufender, zu den Fundusfasern aber senkrecht gestellter Faserstrang, der ebenfalls z. T. in das perilenticuläre Fasernetz übergeht, z. T. die Radiärfasern der Retina durch Queranastomosen verbindet.

In späteren Stadien zeigen dann die Radiärfaserstränge die Bildung von seitlichen und ungefähr senkrecht gerichteten Fortsätzen, die durch Konfluenz zu Queranastomosen führen, und zwar schon direkt nach ihrem Ursprunge aus der Retina. Diese Queranastomosen verlaufen dann zusammen mit den von der Umschlagfalte der sekundären Augenblase herkommenden oben erwähnten Faserzügen parallel zur Retinaoberfläche.

Daß die Radiärfasern, worauf Wolfrum besonders hinwies, in ihrem Verlaufe mehr oder weniger ausgesprochene Anschwellungen zeigen können, sei noch besonders erwähnt, ebenso die Tatsache, daß bei starken miskrokopischen Vergrößerungen in diesen oft knopfförmigen Anschwellungen eine stärkere Körnelung oder Granulierung hervortreten kann.

Es beginnt nun das zweite Hauptstadium der Glaskörperentwicklung, das Einwuchern von mesodermalem Gewebe mit Gefäßen, die zu den von der Retina auswachsenden Radiärfasern engere Beziehungen gewinnen. Während an der Hinterfläche der Linse die Linsenkegel mehr und mehr schwinden, entstehen immer mehr Radiärfasern aus den retinalen Stützzellen; diese Radärfasern bilden ebenfalls immer zahlreichere Querverzweigungen und Anastomosen mit benachbarten gleichartigen Fasern. Des weiteren gehen nun neue Fasern aus der Retina hervor und wandern mit einer knopfförmigen Anschwellung nach vorn, um in den perilenticulären Faserfilz oder irgendwo in andere Faserfortsätze einzumünden.

Inzwischen vollendet sich die völlige Abschnürung der Linse.

Unter Nachlassen der retinalen Faserentwicklung des Fundus besteht in der Gegend der Umschlagsfalte die Faserentwicklung weiter. Während die Kerne nicht mehr so dicht stehen und durch das Größenwachstum der Retina auf einen größeren Raum verteilt werden, gewinnt die einzelne Faser dafür immer mächtiger an Ausbildung, bis im Retinalfundus die Radiärfasern schließlich ihre Entwicklung ganz einstellen.

Die in den Glaskörper einwandernden Gefäße besitzen zunächst und in den jüngeren Stadien eine reine Endothelwandung ohne weitere Mesodermbeteiligung. Vom Endothel gehen ebenfalls vereinzelte protoplasmatische Fortsätze ab, die knopfförmig endigen oder auch aufgesplittert resp. solitär mit retinalen Fasern in direkte Verbindung treten können. So entsteht ein perivasculärer Faserfilz, der gewissermaßen eine Grenzmembran gegen den übrigen embryonalen Glaskörper darstellt. Später pflegt er dann wieder verloren zu gehen. Seine Bedeutung beruht nach Wolfrum darauf, daß er sowohl wie auch die endothelialen Fortsätze gesondert als solche ein Stützmittel für das Gefäß im embryonalen Glaskörpergewebe abzugeben scheinen.

Allmählich verschwinden die ihren Durchmesser fortschreitend verlierenden Radiärfasern immer vollständiger, was einmal wohl auf wirklichem Verlust des Zusammenhanges mit dem Retinafundus, anderenfalls aber wohl auf der besagten Verbindung mit den Endothelfortsätzen der Gefäße und auf dem Einbeziehen der Radiärfasern in die sich immer mächtiger ausbreitende Querfaserung an der Innenseite der Retina beruht. Nur in der Nähe der Linse behalten die Radiärfaserreste ihren ausgebildeten Durchmesser und können daselbst zu sich anlagernden Gefäßen in nähere Beziehung treten. Bis zur Ausbildung des Auges in seinem bleibenden Zustande besteht die Radiärfaserentwicklung von der Gegend der Umschlagsfalte der sekundären Augenblase her, also im Bereiche der späteren Pars coeca retinae resp. der Ora serrata, unentwegt weiter.

Nach der bekannten Rückbildung der Glaskörpergefäße stellt sich dann das histologische Bild des lebenden Glaskörpers so dar, wie es an der Nernstspaltlampe unserem Auge in Erscheinung tritt.

Man darf nun nicht erwarten, an jedem Glaskörper alle die im folgenden beschriebenen normalen und physiologischen Bilder zu finden. Im Gegenteil! Je mehr man sich in das Studium dieser Verhältnisse vertieft, um so erstaunter wird man sein, zu beobachten, mit welcher Fülle von Spielarten uns hier die Natur entgegenzutreten vermag. In den Einzelheiten gleicht kaum ein Glaskörper dem anderen, sogar an demselben Individuum finden wir an beiden Augen oft recht beträchtliche Unterschiede. Und doch liegt der ganzen Architektur ein immer wiederkehrendes unverkennbares strukturelles Prinzip zugrunde. Wenn auch manches Glaskörperbild bei oberflächlicher Betrachtung von dem vorhergehenden abzuweichen scheint, so wird man diese und jene der des weiteren zu schildernden Verhältnisse bei steigender Dunkeladaptation und nach entsprechend langem Suchen unter Anwendung einiger gelegentlich noch zu besprechender Kunstgriffe wohl an jedem Glaskörper ausnahmslos finden können.

Stellen wir nun mit der Mikrometerschraube oder durch vorsichtiges Vorschieben der das Stativ bedienenden Hand nach langsamem Passieren des Grenzraumbildes das Bild der oberflächlichsten Strukturelemente des Glaskörpers selber ein, so tritt uns zunächst das Bild der „vorderen Grenzschicht des normalen Glaskörpers“ als ein mehr oder weniger deutlich ausgesprochenes scheinbares Netzwerk entgegen, das aus graulichen und sich scheinbar vielfach kreuzenden Fasern besteht, die zahlreiche Lücken verschiedenster Größe zwischen sich erkennen lassen. Die Maschen des Netzwerkes können ganz verschieden geformt sein. In dem einen Falle sind sie mehr länglich und leicht radiär gestellt, in anderen Fällen wieder mehr polygonal und ohne bestimmte Längsrichtung, in wiederum anderen Fällen sind sie teilweise zackig und völlig regellos angeordnet. In der Höhe und Ausdehnung der hinteren Linsenpolgegend sowohl als auch innen unten und unten außen zeigen sie in vielen Fällen eine etwas größere Länge und Breite als an der übrigen Fläche, auch scheint hier mitunter ein radiärer Typus von rhombisch geformten Maschen in Erscheinung zu treten. Die Größe der Maschen ist außerordentlich verschieden und hängt von der Lagerung der ihre Begrenzung bildenden Faserung ab. Von feinsten gerade noch angedeutet erkennbaren können wir da bis zu gröberen von ungefähr halbem bis drittel Durchmesser der hinteren Linsenpolgegend alle Übergänge und Variationen finden. Nach der Peripherie zu wird das Bild aus den bekannten Gründen ebenfalls entsprechend undeutlicher. Hier kann man durch Blickwechsel des Patienten mit folgender Wiedereinstellung in die alte Richtung, wobei der Glaskörper eine später näher zu beschreibende Pendelbewegung ausführt, ferner aber auch ohne solchen Blickwechsel mit Wiedereinstellung, d. h. nur durch Stellungsveränderung des Patientenauges nach der einen oder anderen Richtung und schließlich noch durch die Untersuchung über den Nasenrücken hinweg versuchen, weiterzukommen.

Der Grund für die erwähnte Vielgestaltigkeit der Netzmaschen der vorderen Grenzschicht des Glaskörpers ergibt sich aus dem Aufbau der oberflächlichsten Glaskörperstruktur, bezugsweise seiner ihn zusammensetzenden Fasern (Schema 2).

Wir können hier nun zwei ziemlich deutlich voneinander unterschiedene Haupttypen von Fasern unterscheiden:

1. Eine durchschnittlich mehr oder weniger senkrecht verlaufende „Haupt-“ oder „Längsfaserung“.

2. Eine ungefähr senkrecht dazu gerichtete „Neben-“ oder „Querfaserung“.

Berücksichtigen wir den Durchschnitt eines großen Materials normaler Augen, so können wir, was Art und Anordnung dieser beiden Fasergattungen anbetrifft, bezüglich des normalen Glaskörperfasergerüstwerkes, und zwar sowohl bezüglich seiner Grenzschicht als auch, wie wir noch sehen werden, seiner inneren Schichten die folgenden Typen aufstellen:

1. Der reine Kreuztypus.
2. Der Längstypus.
3. Der Quertypus.
4. Der Balgentypus.
5. Der Palmblattypus.
6. Der gemischte Typus.

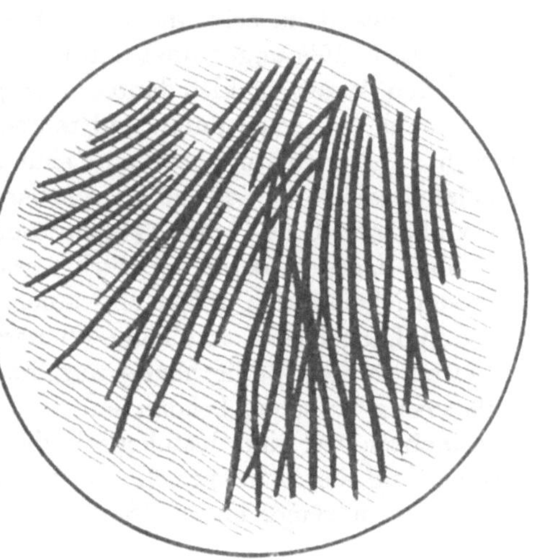

Abb. 2. Vordere Grenzschicht.

Die beiden oben zuerst genannten Haupttypen von Fasern selbst bieten uns nun zunächst jede für sich eine Fülle wechselvoller Bilder und Verlaufseigentümlichkeiten, die zuerst gesondert besprochen werden müssen.

Was zunächst die „Haupt“- oder „Längsfasern“ der vorderen Grenzschicht betrifft, so sehen wir in ungefähr zwei Dritteln aller normalen Fälle von der Gegend des äußeren unteren und des inneren und unteren Quadranten des Glaskörperraumes her (Schema 2) mehr oder minder zahlreiche, einander in der Hauptrichtung ungefähr parallele Faserzüge nach oben und etwas nach innen, d. h. nach der medialen Seite des Glaskörpers zu, verlaufen und sich von der Höhe der Polgegend oder schon etwas darunter an entweder vereinzelt oder sich über- und unterkreuzend resp. z. T. auch nebeneinander verlaufend scheinbar vereinigen, so daß sie als mehr oder weniger gemeinsame Faserzüge nach oben resp. nach oben innen resp. auch oben außen ziehen und dort dann hinter der Linsenperipherie verschwinden.

Die besagte Vereinigung kann nun in seltneren Fällen auch einmal ganz oben, scheinbar erst hinter der äußersten Linsenperipherie stattfinden, so daß nur kulissenartig angeordnete Längsfaserzüge sichtbar sind, die spitzbogenähnlich von nasal und temporal unten her nach oben und ungefähr der Gegend der Medianebene des Glaskörpers zu verlaufen. Eine deutliche Vereinigung oder gar Überkreuzung der Längsfasern findet dann also scheinbar nicht statt.

Auch von dem oberen äußeren und in etwas seltenerer Weise auch von dem oberen inneren Quadranten her können sich Faserzüge hinzugesellen. Das gleiche gilt auch von der Gegend in der näheren Umgebung der untersten Linsengegend. Vor allem bei Kindern und in dem zweiten und dritten Dezennium ist das mitunter zu sehen. Dann pflegen alle Längsfasern zwar zahlreich, aber dafür äußerst zart und sehr durchsichtig entwickelt zu sein und auch meist dichtgedrängt parallel und ziemlich regelmäßig angeordnet nebeneinander zu verlaufen. In solchen jugendlichen Augen strahlen dann die Längsfasern von allen Quadranten her, meistens von nasal unten und temporal her, in die hauptsächliche senkrechte Längsrichtung ein und sind so zart, daß sie bei längerer Dunkeladaptation gerade noch sichtbar sind. Ihr Aussehen ähnelt dann völlig der Quer- oder Nebenfaserung. In den mittleren Jahren findet man dagegen häufig ein stärker grauliches Hervortreten der vorerst beschriebenen von außen und innen unten her nach median oben ziehenden Längsfasern und kann im Bereiche der oberen Quadranten und unten median dafür häufig nur die mehr oder minder deutliche Querfaserung zu sehen bekommen.

Betrachten wir nun histologisch die einzelnen Fasern der ersten Gattung, wie sie sich speziell an der Oberflächenschicht des Glaskörpers, also in seiner sogen. Grenzschichte darzubieten pflegen, etwas genauer.

Wir sind mit den angegebenen Vergrößerungen an der Nernstspaltlampe und bei längerer Dunkeladaptation sehr wohl imstande zu erkennen, daß wir es bei den Haupt- oder Längsfaserzügen mit einer Zusammensetzung aus Einzelfasern zu tun haben. Diese Einzelfasern stellen ziemlich glatte und langgestreckte, mitunter leicht gewellte oder auch geschlängelte resp. lockenartig gedrehte relativ breite Bänder dar, die in der Jugend sehr zart zu sein pflegen. In den mittleren Jahren können sie um vieles kräftiger hervortreten. Sie sind durchschnittlich von ungefähr parallelen Konturen begrenzt und außerordentlich zart und durchsichtig. Ihre Farbe ist durch eine mehr reinweiß bis grau erscheinende milchglasähnliche Tönung gekennzeichnet. Oft erscheint das milchglasähnliche Aussehen auch etwas mehr graublau. Diese graulich-feinen Längsbänder können eine sehr erhebliche Länge aufweisen und von unten her hinter der Linsenperipherie vorkommend bis oben hinter die entsprechenden oberen peripheren Linsenteile wahrnehmbar sein. Sie können in andere daneben verlaufende Fasern per continuitatem übergehen und damit scheinbar aufhören. Dann behält die betreffende Nachbarfaser ihr Kaliber unverändert bei. Andere Fasern dahingegen können scheinbar ebenfalls in eine Nachbarfaser einmünden, wobei aber nach dieser Einmündung die betreffenden Fasern entsprechend verdickt weiter verlaufen. Vielleicht findet dann hier eben nur eine Aneinanderlagerung und keine Verschmelzung im Sinne des Überganges der protoplasmatischen Substanz per continuitatem statt. In einigen Fällen kann man allerdings zu sehen bekommen, daß es sich bei der scheinbaren Aneinanderlagerung zweier Fasern mit Kaliberverdickung tatsächlich um solch eine Aneinanderlagerung ohne Verschmelzung handeln muß, denn beide Fasern bleiben deutlich durch eine dunkle, optisch leere Linie voneinander getrennt.

An manchen Stellen verschwindet nun eine solche Aneinanderlagerung resp. Verschmelzung der Fasern scheinbar ganz plötzlich, und die eine Faser hört mit einer schrägen oder mehr geraden, ziemlich scharfen Kante auf. Ändert man aber etwas die Beleuchtung oder läßt den Patienten etwas anders blicken, so kann man sehen, daß hier oft nur ein scheinbares Aufhören besteht, indem diese Gebilde aus der Ebene des Spaltbildes heraustreten. Dieses Heraustreten kann aber dadurch bedingt sein, daß die Glaskörperoberfläche eine sehr unregelmäßige ist und bisweilen mit gewissermaßen wellenähnlichen Vertiefungen einhergehen kann, ferner aber auch dadurch, daß richtige Faltenbildungen der obersten Glaskörperschichten vorkommen. Diese Wellen- und Faltenbildungen sind gar nicht so selten und werden uns noch öfter entgegentreten.

So erhalten wir ein überaus wechselvolles Bild. Während hier Dutzende von graulichen Fasern, mitunter bündelweise zu ca. 3 bis 6 geordnet und durch eine mehr oder weniger deutliche dunkle Trennungslinie verbunden parallel nebeneinander verlaufen und durch einen breiteren Zwischenraum von ähnlichen Faserbündeln getrennt sind, sieht man an anderen Stellen zahlreiche Abzweigungen, Schräg- und Queranastomosen der verschiedensten Art. Reine Queranastomosen im Bereiche der Längsfasern sahen wir nur selten. Meist zweigen sich solche dann hier und da von einer Faser ab, ziehen zur Nachbarfaser und gehen in diese entweder direkt über oder lagern sich ihr nur an, mit ihr dann in gleicher Richtung weiterverlaufend. Viel häufiger gehen schräge Verzweigungen und Anastomosen ab. Diese können auch mehr nach hinten abgehen und dabei benachbarte Faserelemente unter- resp. überkreuzen. Oft können auch Queranastomosen dadurch vorgetäuscht werden, daß seitliche Abzweigungen sich der Querfaserung anschließen. An denjenigen Stellen, wo Faserbänder mit den von der Gegenseite herkommenden sich zu kreuzen resp. sich zu verschmelzen scheinen, sieht man mitunter direkten Übergang per continuitatem, an anderen Stellen wiederum teilweise Anlagerung und gemeinsamen Weiterverlauf, wobei ebenfalls wieder neue Verzweigungen und Anastomosen der beschriebenen Art sichtbar werden können, resp. stärker oder schwächer ausgesprochene Über- und Unterkreuzung der Fasern.

Zu der Faser als solcher ist noch zu bemerken, daß sie sich auch bei 108facher Linearvergrößerung nicht weiter auflösen läßt, d. h. daß eine fibrilläre Struktur der einzelnen Faser nirgends erkenntlich ist. Sie ist niemals drehrund, wie Retzius, H. Virchow und Greeff annahmen, sondern stets durchaus mehr bandartig und ziemlich homógen. Nicht immer sind ihre Grenzkonturen parallel, häufig auch sehr unregelmäßig konturiert und mitunter oft von geradezu wechselnder Breite. Die Breite schwankt bei den Längsfasern ungefähr von dem Vierteldurchmesser eines Netzknotens der Cornea, bis zu dessen doppeltem Durchmesser. Körnige Einlagerungen sieht man unter physiologischen Bedingungen nur äußerst selten in den Fasern. Diese rechnen wohl schon mehr, wenn sie beobachtet werden, in das Kapitel der angeborenen Anomalien. Eine Kittsubstanz zwischen den Fasern ist ebenfalls normalerweise nirgends deutlich, vielmehr zeigen sich die Zwischenräume zwischen den einzelnen Fasern sowohl als auch zwischen den Faserzügen resp. -bündeln stets optisch völlig leer, wobei die Fasergrenze ziemlich scharf in das Dunkel der Grenzlinie überzugehen pflegt.

Zu bemerken ist noch, daß man in der vordersten Grenzschicht des Glaskörpers niemals stern- oder strahlenförmige Anordnung von Fasern oder Faserbündeln beobachten kann, d. h. es finden sich also nirgends Glaskörperfasern der Oberfläche, die zu mehreren nach einem Punkt hinstreben. Ferner sieht man mitunter bei stärkerer physiologischer Wellung der Oberfläche scheinbar hügelkammähnliche Bildungen, die gelegentlich einmal den Eindruck erwecken könnten, als handle es sich hier um drehrunde Strangbildungen der Glaskörperoberfläche, namentlich wenn eine Faser selbst auf der scheinbaren „Höhe“ eines solchen Hügels verläuft. Wechsel der Einstellung klärt für gewöhnlich jedoch sofort den Irrtum auf.

Anhangsweise wollen wir hier noch hinzufügen, daß in manchen Fällen die Längsfaserung stärker auf der einen Seite als auf der anderen entwickelt sein kann, und zwar ist das meist auf der nasalen Seite zu beobachten; um eine Täuschung infolge der Beleuchtungsrichtung von außen her handelt es sich sicher nicht, weil die Beleuchtung über den Nasenrücken bei einem großen Materiale ein ähnliches Verhalten auf der temporalen Seite dann vermissen läßt. Vorhanden ist natürlich die Längsfaserung auf der anderen Seite stets. Sie ist dann aber bisweilen von so zarter Faserung, daß ein scheinbares Fehlen vorgetäuscht wird. Bei steigender Dunkeladaptation zeigt sich die scheinbar fehlende Längsfaserung der temporalen Seite in entsprechenden Fällen bezüglich Breite und Durchsichtigkeit ihrer Fasern als ebenso stark entwickelt wie die Querfaserung. In den zwanziger Jahren ist das Verhalten nicht so selten. Hierher gehört auch das Phänomen des scheinbaren „Abbruchs" dieser oder jener Längsfaserungsseite resp. Längsfaserungspartie. Man hat dabei das Bild, als höre wie am Rande eines Abgrundes plötzlich die Längsfaserung auf und mache der dann stärker hervortretenden Querfaserung Platz. Daß dabei aber eine Längsfaserung trotzdem daselbst besteht, beweist der Blick- und Beleuchtungswechsel. Ebensowenig kommen frei endigende Längsfasern oder frei endigende Verzweigungen von solchen in der vorderen Grenzschicht vor. Wo solche vorgetäuscht werden, handelt es sich meist ebenfalls um solche Knickungen oder Wellungen der Grenzschicht.

Wir kommen damit zur zweiten Gattung der im Bereiche der vordersten Glaskörperschicht gelegenen Faserart, die ungefähr senkrecht zur erstgenannten verläuft und durch die „Neben-" oder „Querfaserung" dargestellt wird. Diese Faserung bietet uns an der Nernstspaltlampe ein wesentlich anderes Bild.

Hier tritt uns nicht ein so wechselvoller Verlauf entgegen, sondern wir haben es mit einer ziemlich gesetzmäßig angeordneten und verlaufenden regelmäßigen Faserung zu tun. Wie schon der Name sagt, verläuft diese Faserung mehr horizontal. Das ist jedoch nicht im strengen Sinne zu verstehen. Vielmehr zeigt die Querfaserung meist ganz bestimmte Abweichungen von dem horizontalen Verlaufe. Die Querfaserung ist nämlich in der größeren Mehrzahl der Fälle von außen und etwas unten nach innen und etwas oben gerichtet, so daß sie mit der Horizontallinie einen größeren oder kleineren spitzen Winkel zu bilden pflegt, der außen nach oben und innen etwas nach unten gerichtet ist. Das Schema 2 illustriert diese Verhältnisse, die auf beiden Augen fast regelmäßig zu finden sind. Eine Senkrechte, die die Mitten der sichtbaren Fasern durchschneiden würde, entspräche ungefähr dem Verlaufe des inneren und unteren vorderen Hauptsternstrahles der Linse. Abweichungen gröberer Art von dem Typus kommen natürlich vor, und zwar im Sinne einer stärkeren Neigung gegen die Horizontale, sind aber nach unseren Erfahrungen relativ selten.

Die Querfaserung ist auf den ersten Blick nicht immer sichtbar. Oft tritt sie erst nach längerer Dunkeladaptation vor. Sie erscheint dann als ein System außerordentlich feiner und zarter, gerade noch als solcher erkennbarer graulicher Fasern, die noch viel durchsichtiger und zarter sind als die Längsfasern. Sie bilden einzeln je ein sehr schmales, aber niemals drehrundes Gebilde, sind von fast rein paralleler Grenzstruktur, ebenfalls langgestreckt, ohne weitere strukturelle Eigentümlichkeiten und verlaufen, in einem gewissen Gegensatze zu den Längsfasern, so außerordentlich regelmäßig und dicht nebeneinander, daß bei ihnen eine gröbere Einteilung in Faserbündel oder Fasergruppen so gut wie nicht möglich ist. Bei den Querfasern werden solche Faserbündel nur äußerst selten beobachtet. Die Grenzkonturen der einzelnen Fasern treten ebenfalls, wie bei den Längsfasern, als gerade noch erkennbare dunkle Linien hervor, die keine weiteren Besonderheiten bieten.

Entweder sind die Querfasern so angeordnet, daß sie in ganzer Höhe die sichtbare vordere Begrenzung des Glaskörpers ausfüllen, oder sie füllen die scheinbar dunklen optischen Lücken gröberer Art zwischen den Längsfasern und deren Verzweigungen so dicht und regelmäßig, daß die scheinbar größeren und klaffenden Lücken in der Längsfaserung eben durch die viel schwerer sichtbare, viel durchsichtigere und zartere Querfaserung durchsetzt erscheinen. Die Leere und der tiefe Einblick in solche größere Lücken der Glaskörperoberfläche ist daher physiologischerweise in den allermeisten Fällen nur scheinbar; die Beobachtung bei langer Dunkeladaptation, stärkster Vergrößerung, Blick- und Beleuchtungswechsel beweist das.

Die Querfaserung kommt vor allem deutlich hinter der lateralen und medialen Linsenperipherie hervor. Seitliche Abzweigungen kommen bei der Querfaserung vor, ebenso mehr schräge protoplasmatische Verbindungen mit einzelnen Längsfasern, wenn das auch selten ist. Jedenfalls wird das Bild der Querfaserung durch die Anordnung fast ausschließlich paralleler gleich breiter und ausgebildeter Querfasern beherrscht, die nur an den Kreuzungsstellen mit den stärkeren und vor allem auch mit den schwächeren Längsfasern protoplasmatische Anastomosen eingehen, dabei aber auch selbst an Stellen, die nicht so mit Längsfasern erfüllt sind, durch Seitenanastomosen selbst verbunden sein können. Das Bild der Querfaserung als solche erinnert bisweilen an das Lamellenbild der Cornea, namentlich wenn eine leichte Wellung der Längsfasern hervortritt, was sehr häufig zu beobachten ist. Nur selten treten die Querfasern stärker hervor als zart ausgebildete Längsfasern. In der Jugend kann das noch relativ häufiger der Fall sein. Hier können ja, wie wir sahen, die Längsfasern so schwach entwickelt sein, daß sie nur nach langer Dunkeladaptation überhaupt sichtbar werden — dafür treten dann die Querfasern sehr regelmäßig und deutlich, aber trotzdem immer noch erkenntlich, als ungemein zarte Gebilde mehr oder weniger leicht gewellt und streng parallel nebeneinander gelagert ohne Bündelbildung und ohne größere optischen Lücken in Erscheinung. So kann auch einmal der Eindruck hervorgerufen werden, als seien die Querfasern die Hauptfasern.

Das Bild ist sehr wechselvoll und man kann meist diese oder jene der beschriebenen Verlaufseigentümlichkeiten nebeneinander finden. So wird man auch die angeführten Querfaser-Längsfaserverbindungen oft direkt senkrecht, häufiger aber mehr spitzwinkelig im Bereiche der vordersten Glaskörperschicht feststellen können, ebenso die mitunter nachweisbare gegenseitige Überlagerung der Fasern. Daraus kann ferner auch geschlossen werden, daß nach Unter- resp. Überkreuzung der Längsfasern diese oder jene Querfaser in eine weiter mehr medial resp. lateral gelegene Längsfaser übergehen kann.

Ein deutliches und sicher nachweisbares freies Aufhören irgendeiner Querfaser oder ihrer Verzweigungen haben wir, genau wie bei den Längsfasern, bis jetzt im Bereiche der Grenzschicht nicht wahrnehmen können, vielmehr konnten wir stets die einzelnen Fasern resp. Faserbündel bis zur Einmündung in eine benachbarte gleichartige Faser, in eine solche der anderen Gattung oder bis zum Verschwinden hinter der Linsenperipherie weiterverfolgen.

Nach allen diesen Darlegungen ist das Bild der vorderen Glaskörpergrenzschicht mehr oder weniger typisch. Sind die Längsfasern ebenso zart wie die Querfasern, so ist das oberflächliche Netzwerk oft nur recht mühsam zu sehen, denn gerade die Längsfasern mit ihren Verzweigungen treten uns im Spaltlampenbilde gewöhnlich zuerst entgegen und sind uns für Auffindung weiterer Einzelheiten ein zuverlässiger Führer. Bei sehr zarter Ausbildung der Längs- sowohl als der Querfaserung kann auch einmal der Nachweis der Glaskörperoberfläche nur bei sehr langer Adaptation und nur sehr undeutlich möglich sein. Diese Fälle sind aber sehr selten.

Eine Durchflechtung der Glaskörperfasern, wie sie Retzius annimmt, scheint im Bereiche der sichtbaren Glaskörperoberfläche nicht vorzukommen. In allen unseren Fällen gingen stets die Fasern entweder direkt anastomosierend in derselben Lage ineinander über oder schoben sich übereinander, so daß ein richtiges Netzwerk im Sinne H. Virchows entsteht.

So können wir nach unseren Erfahrungen an der Nernstspaltlampe die Ansicht von Retzius als nicht mehr aufrechtzuerhalten betrachten und werden dieses Verhalten später auch gelegentlich der Betrachtung der tiefer gelegenen Glaskörperschichten bestätigt finden.

Daß wir es bei den in der beschriebenen Weise verlaufenden Längsfasern mit den obersten der von Retzius als „Pferdeschweife" bezeichneten Glaskörperfasern zu tun haben, steht nach den an der Nernstspaltlampe erhaltenen Bildern außer allem Zweifel. Es sind diejenigen Fasern und Fasergruppen, die von der Gegend der Ora serrata her sich nach allen Seiten in den Glaskörper hineinerstrecken, und zwar deren oberste Faserlage.

Dahingegen sehen wir in der Querfaserung die oberflächlichste Lage derjenigen Fasern vor uns, die wir als die der Retina parallel verlaufende Glaskörperfassung entwicklungsgeschichtlich kennengelernt haben.

Nun wären noch des weiteren im Bereiche der vordersten Grenzschicht des Glaskörpers die fädigen Bildungen zu erwähnen, die von der hinteren Linsenkapsel oder aus der Tiefe des Glaskörpers kommen und die vordere Grenzschicht hier und da durchsetzen können. Diese fädigen Bildungen sind zum Unterschied gegen die bandartigen Glaskörperfasern stets feine drehrunde Fäden von grauweißer Farbe, die mitunter von feinsten weißlichen Zellelementen und Körnchen besetzt erscheinen. Die Fäden treten gewöhnlich durch eine Lücke des Glaskörperoberflächennetzes hindurch, können dabei aber auch zu den Fasern selbst in Beziehung treten. Davon später mehr.

Des weiteren sehen wie zellige Elemente in der vorderen Grenzschicht. Man sieht, ähnlich wie auf der hinteren Linsenkapsel, solche Gebilde als größere oder kleinere weiße rundliche oder auch mehr polygonale Punkte hier und da auf den Fasern in den Maschen sitzen wo sie meist vereinzelt, nur selten einmal zu mehreren nebeneinander vorkommen können. Normalerweise sind sie im allgemeinen nur selten zu finden. Bei den kleineren und kleinsten Gebilden dieser Art handelt es sich wohl meist um Bruchstücke von Zellen. Auch vereinzelte dunkelbraune Pigmentzellen oder ihre Trümmer können dabei beteiligt sein. Sie haften ebenfalls hier und da den Fasern an, sowohl an den Kreuzungs- und Anastomosenstellen als auch an den übrigen mehr frei verlaufenden Faserpartien.

Ähnlich wie wir das bei den gleichen Gebilden der hinteren Linsenkapsel sahen, sind wohl alle diese Bildungen mehr oder weniger zufällige und durch Abnutzung resp. vielleicht durch geringfügige Kopftraumen aus dem allgemeinen Zellverbande des Ciliarkörpers losgelöst worden, wofür auch das häufigere Vorkommen in den mittleren Jahren sprechen dürfte. Bei den weißlichen Zellelementen handelt es sich vielleicht um zellige Gebilde in der Gegend der Glaskörperoberfläche, wie sie von Retzius, Ciaccio, Schmecke und H. Virchow beschrieben wurden. Ob es sich dabei speziell um embryonale Zellen (Beauregard) oder Wanderzellen (H. Virchow, Mawes und Magitot) resp. fixe Zellen handelt, muß dahingestellt bleiben.

Wir erwähnten oben schon einmal, daß man in manchen Fällen den vorderen Grenzraum sehr kurz findet und dabei noch in der scheinbar vordersten Schicht des Glaskörpers im Grenzraume bis ziemlich dicht an die hintere Linsenkapsel heranreichend ein graeliches, äußerst zartes und der Zartheit und Feinheit der Querfaserung gleichkommendes Netzwerk von Glaskörperfasern finden kann, das nur von sehr geringem Tiefenduchmesser ist und die scheinbar eigentliche Grenzschicht wie ein schmales Kugelsegment überlagert. Deshalb lasse man sich durch einen scheinbar breiten Grenzraum nicht täuschen, adaptiere sich 5 bis 10 Minuten und untersuche noch einmal sorgfältig unter Ausschluß jeder

Spur Nebenlichtes und mit Hilfe von Blickwechseln des zu untersuchenden Auges. Dann wird man sehen können, daß sich unmittelbar über der scheinbar dichter gewebten oberflächlichen Grenzschicht des Glaskörpers noch eine ungemein zarte Faserschicht von genau dem gleichen Baue finden kann. Die einzelnen, sie zusammensetzenden Quer- resp. Längsfasern stellen vielleicht die zartesten Gebilde dar, die die Spaltlampe noch erkennen zu lassen vermag. Mitunter ist hier sogar die Querfaserung noch etwas graulicher getönt als die noch durchsichtigere Längsfaserung.

Bei Vorhandensein dieses äußerst feinen Fasernetzes ist aber unmittelbar hinter der Linsenkapsel trotzdem noch ein Grenzraum vorhanden, wenn auch in außerordentlich geringer Breite und das, was man zuerst für die eigentliche Grenzschicht hielt, ist gar nicht die vordere Grenzschicht des Glaskörpers, sondern gehört einer seiner tieferen Faserlagen an, die mitunter einmal graulicher als die oberflächlicher gelegenen getönt sein können und sehr leicht und fälschlicherweise für die echte Grenzschicht gehalten werden. Möglichst lange Adaptation schützt auch hier vor Irrtum.

Was nun die Konfigurationsänderung des beschriebenen oberflächlichen Maschennetzes des Glaskörpers im Bereiche der Grenzschicht bei Augenbewegungen betrifft, so müssen wir zwei verschiedene Arten unterscheiden. Das ist erstens die Konfigurationsänderung durch Verschiebung der ganzen Glaskörperoberfläche infolge einer Pendelbewegung durch den Blickwechsel und zweitens die eigentliche Konfigurationsänderung der Netzmaschen selbst.

Betrachten wir zuerst die Verschiebung der ganzen Glaskörperoberfläche in toto, so erwähnt schon Erggelet eine in manchen Augen hinter der scheinbar leeren optischen Zone hinter der Linse gelegene Membran, die der hinteren Linsenfläche fast parallel verläuft und bei Augenbewegungen das Symptom des Flottierens zeigt. Diese „Membran", die wir als die vordere Grenzschicht des Glaskörpers kennengelernt haben, macht bei Seitenblick und sofort darauf wieder folgender Ruhestellung des Auges zunächst eine schnelle entgegengesetzte, dann aber kurz darauf folgende langsamere und gleichsinnig gerichtete Bewegung. Bisweilen pendelt der Glaskörper noch ein- oder zweimal leicht hin und her, bis auch er wieder zur Ruhe kommt und die alte Lage einnimmt. Sollte sich jetzt eine andere Partie der Glaskörperoberfläche einstellen, so kann man die alte Einstellung gleich wieder erhalten, wenn man auf der Glasplatte mit dem Stative spielend hin und her geht und möglichst der Glaskörperbewegung zu folgen trachtet.

Infolge der Blickbewegung nach außen oder innen, ferner aber auch nach oben oder unten, ja, namentlich bei der letzteren, können aus den tiefer und weiter nach unten gelegenen Gegenden des Glaskörpers plötzlich Gebilde auftauchen, die bei der Ruhelage der Augen trotz genauester Durchmusterung des ganzen hinter der Linse sichtbaren Feldes sich bis dahin dem Beobachter entzogen. So kann die Begrenzungszone des Glaskörpers mit einem Male ein ganz anderes Aussehen zeigen im Sinne eines dichteren oder auch viel dünneren Maschenwerkes mit größeren Maschen, durch die man tiefer als sonst in den Glaskörper hineinsehen kann. Oder das Netzwerk erscheint strecken- oder zonenweise noch dichter, als man es zuerst gesehen. Die bei dem besagten Blickwechsel vor allem nach oben oder unten „aufgewirbelte" Zone kann noch weitere Besonderheiten bieten, die in das Gebiet der angeborenen Anomalien gehören.

Bei seitlichem Blickwechsel kann man ähnliche Verhältnisse bei weitem nicht in dem Maße zu sehen bekommen wie beim Blickwechsel nach oben oder unten. Die histologischen Verhältnisse des Glaskörpers zu den Seitenzonen unterscheiden sich nicht im wesentlichen von der Struktur des Glaskörpers resp. seiner Oberfläche in der Ruhelage.

Auch die einzelnen Krümmungsstärken der Glaskörperoberfläche können sich bei den verschiedenen Blickrichtungen ganz verschieden erweisen. So können z. B. beim Blick nach oben die unteren Glaskörperpartien um vieles unregelmäßiger und gewellter sich darstellen, als das für gewöhnlich in der Ruhelage in Erscheinung tritt. Man kann hier mitunter ziemlich scharf sich umbiegende Falten in der Glaskörperoberfläche sehen, die sich entweder durch den Bewegungsimpuls erst ausbilden oder nur eine stärkere Ausbildung der oben bereits erwähnten physiologischen Unebenheiten der Glaskörperoberfläche bewirken. Das Bild täuscht oft tuchartig gefaltete Membranbildungen vor, welche dachfirstähnlich gestaltet sein können.

Man könnte daran denken, daß hier die senkrechte Stellung des Lichtspaltes mitwirken möchte und Trugbilder veranlaßte. Dem ist aber nicht so. Wie die Untersuchung mit horizontal stehendem Spalte lehrt, findet man auch hier die gleichen Verhältnisse, doch muß dabei bemerkt werden, daß das auf diese Weise erhaltene Bild für eine histologische Deutung bei weitem nicht so zu gebrauchen ist wie die Untersuchung mit stehendem Spalt. Durch die auf diese Weise entstehende, gewissermaßen starke Verbreiterung der beleuchteten Partie wird die Untersuchung außerordentlich gestört und ist schon deshalb nicht so zu gebrauchen, weil die zu durchleuchtende Linse in viel zu breiter Schicht betroffen wird und sehr viel diffuses Licht reflektiert[1]).

Bei der Konfigurationsänderung der einzelnen Netzmaschen infolge der Pendelbewegungen der Glaskörperoberfläche bei Blickwechsel kann man je nach der Art des geschilderten Aufbaues voneinander recht ver-

---

[1]) Für eine gute Beobachtung müßte man hier eigentlich um die Augenachse dann das Mikroskop um 90° drehen, so daß die ursprünglichen Verhältnisse wieder vorhanden wären.

schiedene Bilder erhalten, und es ist schwer, aus dem Chaos diejenigen Typen herauszugreifen, die einer besonderen Schilderung wert erscheinen.

Die Konfigurationsänderung der Oberflächenstruktur hängt zunächst von dem Grade der Dichte und Ausbildung der Retziusschen Fasern ab, d. h. der von uns als Haupt- oder Längsfasern bezeichneten Elemente. Je dichter diese angeordnet sind und je mehr sie die Szene beherrschen, desto wechselvoller gestaltet sich die Konfigurationsverschiebung der Netzmaschen. Die Querfaserung spielt dabei eine entschieden geringere Rolle, da sie sehr gleichförmig und ohne größere Gestaltsveränderung die Bulbusbewegungen mitzumachen pflegt. Bewegt sich der Bulbus nach oben und unten, so machen die Faserelemente deutlich eine derartige Gestaltsveränderung der Netzmaschen durch, daß die letzteren nach oben und unten länger werden, darauf aber nach Ruhestellung des Bulbus wieder in die alte Lage zurücktreten. Bei seitlichem Blickwechsel geschieht etwas Ähnliches in der horizontalen Maschendiagonale.

Sind die Maschen unregelmäßiger gestaltet, so kann das Bild sehr schwanken, doch das geschilderte Prinzip kommt dabei doch immer verschieden deutlich zum Ausdruck.

Bei geringer und sehr zarter Ausbildung der Maschenelemente, speziell der Längsfasern, kann die Konfigurationsänderung der Maschen bei Blickwechsel des Auges mitunter einmal sehr schwer oder auch gar nicht wahrnehmbar sein. Da sich ferner alle diese Erscheinungen stets mit der Totalverschiebung des ganzen Glaskörpers resp. der ganzen Glaskörperoberfläche kombinieren, so entsteht ein Bildwechsel des Maschenreliefs von enorm komplizierter Natur, doch wird man dabei wohl in den meisten Fällen diesen oder jenen Typus der beschriebenen Konfigurationsänderungen wahrnehmen können.

Auf die Frage, inwiefern das geschilderte Bild der Oberflächenstruktur zur Annahme der Existenz einer Membrana hyaloidea im Bereiche der hinter der Linse gelegenen Partien zu verwerten ist oder ob es sich dabei eben nur um eine einfache Oberflächenverdichtung bestimmter Fasern oder Fasergruppen handelt, werden wir weiter unten zurückkommen.

Was nun die inneren Glaskörperschichten selbst anbelangt, so tritt uns hier eine derartige Fülle abweichender Bilder entgegen, daß wir nur versuchen können, ähnliche Erscheinungsformen der Glaskörperstruktur unter je eine Rubrik zusammenzufassen und deren Durchschnitt dem zu schildernden Typus zugrundezulegen.

Da die tieferen Faserlagen des Glaskörpers und die übrigen dort physiologisch vorkommenden Gebilde gegenüber den in der Grenzschicht beschriebenen beiden Faserarten einige Unterschiede besitzen, so müssen wir auch hier zunächst bei der Besprechung der beiden Fasergattungen einige Zeit wieder verweilen.

Auch hier bestimmen wieder entsprechend dem oben skizzierten entwicklungsgeschichtlichen Aufbau des Glaskörpers die Längs- und Querfasern das Bild. Ähnlich wie in der vorderen Grenzschicht strahlen auch hier von der lateralen und medialen, vor allem unteren Seitenhälfte her die Retziusschen pferdeschweifähnlichen Fasern, also unsere Längsfasern in Gestalt mehr vereinzelter oder auch mehr gruppenweise angeordneter Fasern in den Glaskörper ein und verzweigen sich dort in mannigfacher Weise. Von den oberen Hälften der medialen und lateralen Gegend der Ora serrata her, ebenso rein von unten aus ist das in viel weniger ausgesprochenem Maße der Fall. So ziehen von den bezeichneten Stellen her ziemlich parallel zueinander verlaufende Fasern und Faserbündel, die durch einen verschieden breiten und optisch leer erscheinenden Zwischenraum getrennt sind, vereinzelt oder zu mehreren hinter- und nebeneinander angeordnet in den Glaskörper, wo sie sich entweder wie bei der Grenzschicht mit denen der anderen Seite zum Teil kreuzen können, oder gemeinsam mit diesen nach oben resp. nach hinten verlaufen. In anderen Fällen wiederum können auch von einer Gegend der Ora serrata her zunächst dichter und gedrängter verlaufende Fasern vorkommen, die dann zum Teil büschel- oder auch mehr fächerförmig sowohl in der Frontal- als auch in der Horizontalebene nach hinten auseinander streben. Vor allem ist das außen unten und nasal unten häufig zu sehen. So strahlen sie, in verschiedenen Tiefenlagen verlaufend, in den Glaskörper ein. Den tiefer im Glaskörper verlaufenden scheint dabei auch oft ein weiter retinalwärts gelegenes Abgangsgebiet der Ora serrata zu entsprechen. Die Beschaffenheit der Fasern selbst ist dabei genau die gleiche, wie wir sie bei den entsprechenden Oberflächenfasern bereits kennengelernt haben, nur so viel sei hervorgehoben, daß sie im allgemeinen weniger graulich und etwas durchsichtiger als diese zu sein pflegen.

Hier und da zweigen nun von dem einen Faserbündel vereinzelte Fasern ab, laufen zwischen anderen Bündeln, diese kreuzend, hinüber zu anderen, um mit diesen entweder mit verstärktem Kaliber und evtl. feiner Zwischenlinie weiter zu verlaufen oder unter keinerlei Kaliberverdickung der letztgenannten Bündel resp. Fasern in diese per continuitatem einzumünden. Auch in einem Bündel resp. bei engbenachbarten Fasern kann das der Fall sein. Wichtig erscheint, daß alle diese Verzweigungen fast ausschließlich in einer der hinteren Linsenfläche parallel gelegenen Fläche zu verlaufen scheinen, so daß also, wenn mehrere Längsfasern resp. Längsfaserbündel hintereinander von der Ora serrata herkommen, von jeder Faser nach beiden Seiten die betreffenden Abzweigungen und Anastomosenbildungen zu den in solch einer Kugelebene gelegenen Nachbarfasern ziehen und nicht zu einer Faser aus einer der davor oder dahinter gelegenen Längsfaserlage in Beziehung treten.

Wir erkennen somit, daß schon aus dem Verlaufe der Längsfasern heraus ein mehr oder weniger schichtweiser Aufbau des Glaskörpers zum Ausdruck kommt, und das um so mehr, als das geschilderte Verhalten bis in die tiefsten, mit der Spaltlampe noch auflösbaren Faserlagen des Glaskörpers nachweisbar ist.

Nicht immer ist der oben geschilderte einfache Verzweigungstypus der Längsfasern zu sehen oder ebenso deutlich ausgesprochen. Eine andere Verlaufsart der Verzweigungen zeigt sich in der Weise, daß die Seitensprossen mit dem Hauptstamme der Faser einen verschieden großen Winkel bilden. Ist der Winkel rechtwinklig, dann handelt es sich wohl meist um Über- oder Unterkreuzung resp. um Anastomosenbildungen mit senkrecht dazu verlaufenden Querfasern.

Hervorzuheben ist noch, daß in der Jugend alle die besprochenen Längsfasern nicht nur in der Oberflächenschicht, sondern auch in größeren Tiefen des Glaskörpers dermaßen zart und durchsichtig entwickelt sein können, daß sie entweder zu fehlen scheinen oder nur der Querfasertyp sichtbar wird.

Wenn auch das grauliche Aussehen der Längsfasern mit zunehmender Tiefe für gewöhnlich immer zarter und durchsichtiger erscheint, so gehören doch Abweichungen von dem geschilderten Verhalten so zur Regel, daß sich feste Normen gerade hier kaum aufstellen lassen.

In den oberen Partien des Glaskörpers, wo oft die sich einander entgegenziehenden Längsfasern zu sehen sind, kann das Bild noch komplizierter sein. Hier verlaufen die Fasern nach ihrem Zusammentreffen entweder nebeneinander — und das ist seltener — oder sie verzweigen sich und die Verzweigungen konfluieren spitzwinklig resp. über- oder unterkreuzen sich, um danach sich wieder hier und da per continuitatem mit anderen zu vereinigen. Eine Durchflechtung ist niemals zu sehen, sondern stets kommt ein lamellärer Bau des Glaskörpers zum Ausdruck.

Sowohl mehr allein vorherrschend als auch in verschiedenartigster Weise mit den oben beschriebenen Verlaufsarten kombiniert, sehen wir nun auch eine fast genau von unten nach oben senkrecht ziehende sehr zarte Längsfaserung in manchen Fällen, vor allem in den jüngeren Jahren. In solchen Fällen zeigt die Nernstspaltlampe dann eine rein parallelstrahlige, kaum zu Bündeln angeordnete und durch feine dunkle Linien getrennte Längsfaserung, die kaum irgendwelche Seitensprossen erkennen läßt, dagegen mit der Querfaserung sich fast ganz genau mit rechten Winkeln (Schema 4) kreuzt resp. verbindet. Von den seitlichen Quadrantengegenden her brauchen dann kaum so viele Längsfasern sichtbar zu sein, so daß man hier bisweilen zuerst den Eindruck hat, als fehlten diese völlig. Bei genügender Dunkeladaptation gelingt der Nachweis einiger nicht senkrecht verlaufender Längsfasern in den meisten Fällen.

Wie nun je nach Zahl und Ursprungsstelle der Längsfasern im Bereiche der inneren und äußeren unteren Quadranten das Bild der Durchkreuzung oder der mehr parallelen Aneinanderlagerung recht verschieden sein kann, so ist noch zu berücksichtigen, daß auch einmal eine mehr horizontal oder schräg verlaufende Richtung der Längsfasern unter hauptsächlicher Beteiligung der beiden oberen Quadranten beobachtet werden kann. Wenn diese Fasern sich treffen, so kann das Bild der Durchkreuzung oder der „Raphe" schon um vieles tiefer unter der Richtung der Linsenachse sichtbar sein, als wir das sonst zu finden pflegen, woselbst die Raphe hauptsächlich in den obersten noch sichtbaren Glaskörperteilen zur Wahrnehmung kommt. Und diese tief beginnende Raphe kann dann in den verschiedensten Tiefenlagen des Glaskörpers sichtbar sein. Aber auch hier sind stets, wenn Verzweigungen nach den Seiten und Anastomosenbildungen mit benachbarten vorhanden sind, Lamellenlagen im Glaskörper zu erkennen. Es gehen also nach vorn und hinten keine Verzweigungen ab und diese sowohl als die hintereinander verlaufenden Fasern liegen mit entsprechenden der anderen Seite in einer Kugelfläche.

Hier können allerdings Täuschungen vorkommen, die durch Faltenbildungen solcher Lamellenlagen bedingt sind, wie wir später sehen werden.

Wichtig ist, sich immer die Richtung der Fasern vor Augen zu halten und zu versuchen, ihre Einmündung in eine andere Faser der eigenen oder der gegenüberliegenden Seite zu verfolgen. Trotz Wandernlassen des Spaltlichts entlang den Fasern, trotz Beleuchtung von der anderen Seite her ist es oft nicht möglich, in dem Anastomosengewirr der gleichen oder der Gegenseite, der Über- und Unterkreuzungen und der dazwischen verlaufenden Querfaserung dieses Ziel zu erreichen.

Ähnlich wie bei der Querfaserung der Grenzgegend sehen wir auch bei der Querfaserung des eigentlichen Glaskörpers Gebilde vor uns, die an der Grenze der Sichtbarkeit zu stehen pflegen. Diese Gebilde, die schon in der Grenzschicht als sehr fein und zart geschildert wurden, sind hier in der eigentlichen Glaskörpersubstanz noch um vieles zarter. Ja, diese Gebilde sind außerhalb der Grenzschicht, also im Innern des Glaskörpers, so außerordentlich fein, daß sie auch bei 108-facher Linearvergrößerung nicht immer voneinander differenzierbar sind. Und das ist vor allem bei Kindern und jüngeren Erwachsenen der Fall. In anderen Fällen kann man jedoch bei entsprechend langer Adaptation und langsamem Oszillierenlassen des Spaltes sehr gut die einzelnen Fasern voneinander unterscheiden. Die einzelne Faser ist genau so geformt wie in der vorderen Grenzschicht, nur noch zierlicher. Wir haben ein gewissermaßen „hauchförmiges" Gebilde vor uns, das bandförmig gestaltet ist und ein gerade erkennbares und aus dem optischen Dunkel heraustretendes spinnwebfarbenes und grauliches Aussehen besitzt.

Während nun die Querfasern der inneren Glaskörperschichten sich bezüglich ihrer entweder mehr gruppenförmigen oder vor allem parallelen einfachen und dicht nebeneinander verlaufenden Anordnung in nichts von den Querfasern der Grenzschicht unterscheiden, haben sie auch viel weniger Anastomosenbildungen mit benachbarten Fasern, als wir das bei den Längsfasern und bei den Querfasern der vorderen Grenzschicht kennengelernt haben. Sind Anastomosen vorhanden, so folgen diese demselben Verlaufe, wie das für die Längsfaserung beschrieben wurde, d. h. die Abzweigung geht meist mit spitzen Winkeln per continuitatem unter Beibehaltung des Kalibers oder durch einfache Anlagerung in die Nachbarfaser über. Auch hier erfolgen diese Anastomosen fast ausschließlich in Kugelflächen, die der hinteren Linsenfläche parallel gerichtet sind, so daß also nach vorn oder hinten gerichtete Abzweigungen kaum oder nicht zur Wahrnehmung kommen. Wir erkennen damit, daß auch bei der Querfaserung somit ein lamellärer Aufbau der eigentlichen Glaskörpersubstanz zum Ausdruck kommt.

Nicht immer zeigt sich das Bild in der geschilderten Weise. Zunächst braucht nämlich die sogenannte Querfaserung nicht immer so quer zu verlaufen, als sie das dem Namen nach sollte. Ja, bis zu 60° kann sie mit der Horizontalebene einen spitzen Winkel bilden, sowohl nach der temporalen Seite — und das ist die Regel — als aber auch in selteneren Fällen nach der nasalen. Bei solchem Schrägverlaufe zieht dann die Längsfaserung auch mehr oder weniger atypisch, doch pflegen beide Faserungen stets ziemlich senkrecht aufeinanderzustehen.

Die Querfaserung ist bei starker Ausbildung der Längsfaserung nicht immer sichtbar, weil bei schwacher Ausbildung ihrer Elemente im Vergleiche zu der viel graulicheren Längsfaserung zu wenig Licht reflektiert wird. Auch hilft bisweilen längere Dunkeladaptation.

Auch von Querfasern wurden freie Endigungen bis jetzt nicht beobachtet. Die Querfasern als solche scheinen ähnlich wie die Längsfasern sehr lange Elemente darzustellen, die entweder in ein anderes längeres Gebilde ihrer Art übergehen, oder gemeinsam mit diesem durch das ganze Gesichtsfeld ziehen, ohne irgendwo deutlich ein „Ende“ erkennen zu lassen.

Während die Längsfaserung an der Oberfläche bezugsweise nach dieser zu etwas graulicher zu sein scheint als in den tieferen Schichten, so ist dies Verhalten bei den Querfasern nicht so deutlich ausgeprägt. Deren Durchsichtigkeit ist im allgemeinen in allen Glaskörperschichten, die mit der Spaltlampe noch zu durchforschen sind, ungefähr dieselbe.

Unter Zugrundelegung aller der bisher von den tieferen Glaskörperschichten entworfenen Bilder stellt an der Nernstspaltlampe, im ganzen betrachtet, das innere Glaskörpergerüst ein ungemein zartes grauliches Netzwerk dar, das aus zahllosen gröberen und feineren, sich meist senkrecht über- und unterkreuzenden Fasern besteht, die ein in seiner

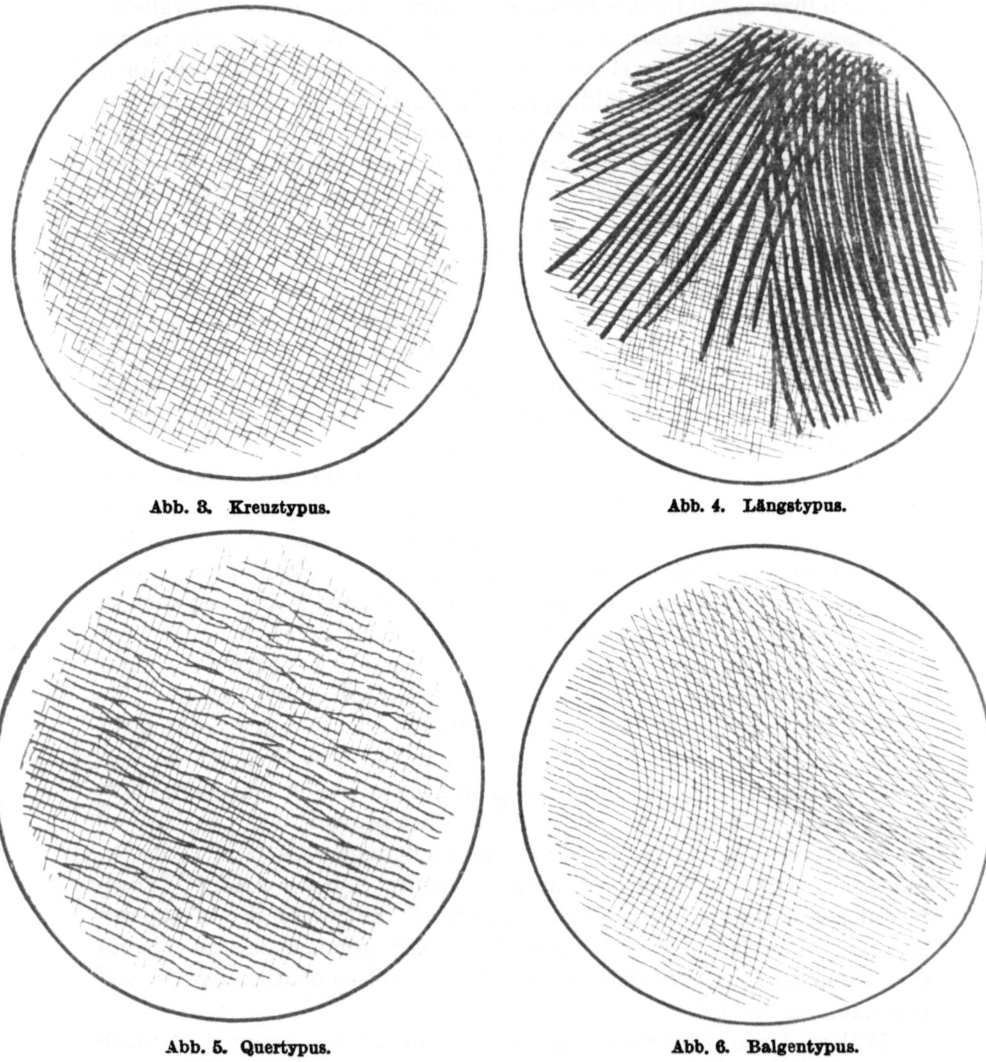

Abb. 3. Kreuztypus.

Abb. 4. Längstypus.

Abb. 5. Quertypus.

Abb. 6. Balgentypus.

Konfiguration genau wie in der Grenzschicht sehr wechselvolles Maschenwerk zwischen sich fassen. In völliger Ruhe des Glaskörpers sind es meist rechtwinkelige Vierecke, aber bei geringen Bewegungen werden sie mehr oder weniger rhombisch. Nach einigen Oszillationen kehren sie dann in ihre alte Lage zurück.

Was nun, wenn man das Glaskörpergewebe zusammen mit der Glaskörperoberfläche in toto betrachtet, die oben von uns aufgestellten einzelnen Typen betrifft, so können wir zunächst bei dem reinen Kreuztypus (Schema 3) beide Fasergattungen sehr zart und gleichmäßig ausgeprägt finden, so daß tatsächlich eine reine mehr oder weniger senkrechte Kreuzung beider Fasersysteme mit regelmäßigen und viereckigen Maschen besteht und das Bild beherrscht. In diesen Fällen, die vor allem in der Jugend, aber doch ziemlich selten zu finden sind, sind also die Retziusschen Fasern von derselben Breite und Durchsichtigkeit wie die Querfasern; oder die oben beschriebene senkrechte Strahlung von unten her dominiert und die Retziusschen Längsfasern scheinen zu fehlen oder sind nur entsprechend schwach ausgebildet.

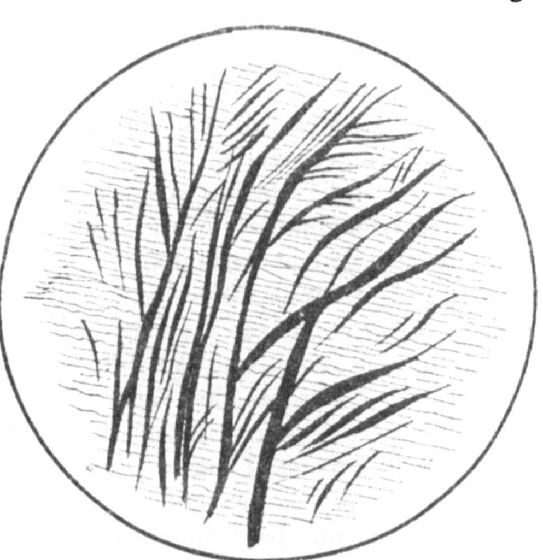

Abb. 7. Palmblattypus.

Sind nun die Querfasern sehr zart und nur undeutlich ausgeprägt, während die Längsfaserung deutlicher hervortritt, so hat man den Eindruck, als handele es sich hier mehr oder weniger um einen Längstypus (Schema 4) der Glaskörperstruktur.

Umgekehrt kann wieder die Längsfaserung relativ schwach hervortreten, während die Querfaserung mehr dominiert, was vor allem in den mittleren und höheren Jahren beobachtet werden kann; man hat dann das Bild eines mehr oder minder deutlichen Quertypus (Schema 5) an der Nernstspaltlampe.

Allerdings dürfen wir nicht vergessen, daß die geschilderte Kreuzstruktur stets eine gewisse Unterlage bildet und immer vorhanden ist; nur auf die sichtbare Stärke und Ausbildung resp. die Färbung der die einzelnen Typen zusammensetzenden Faserkomponenten kommt es dabei an. Mit steigender Dunkeladaptation verwischt sich daher die Grenze der Typen etwas, doch wird auch dann noch dieser oder jener Typus unverkennbar sein.

Es kommt nun vor, daß statt des reinen Kreuztyps eine mehr schräge Über- resp. Unterkreuzung der Fasern in den verschiedenen Ebenen resp. Lamellenlagen zum Ausdruck kommt. Und gerade bei diesem Aufbau des Glaskörpergerüsts ist bei den geringfügigsten Oszillationen des

Auges, ähnlich wie bei der Konfigurationsänderung des Oberflächenreliefs, eine entsprechende Maschenverschiebung recht deutlich. Hier sieht man am besten, daß der Glaskörper eine Struktur zeigen kann, die infolge dieser schrägen Über- resp. Unterkreuzungen, welche harmonikaartige Verschiebungen der Maschen bei den geringfügigsten Augenbewegungen zu zeigen pflegen, uns dazu berechtigt, diesen Typus des Glaskörpers als den Balgentypus zu bezeichnen (Schema 6). Dieser Typus ist recht häufig in den mittleren Jahren und seine Komponenten, d. h. Längsfaserung sowohl als Querfaserung, sind dabei gewöhnlich ziemlich gleich deutlich ausgeprägt.

Schließlich kann die Anordnung der Netzmaschen noch eine weitere typische Figur bilden, die wir als „Palmblattyp" bezeichnen wollen und deren Bezeichnung mit diesem Namen in folgendem begründet ist (Schema 7).

Die Querfaserung beherrscht das Bild und die Längsfaserung ist nur ziemlich dürftig vorhanden, dagegen sind aber die einzelnen spärlichen Längsfasern relativ stärker ausgeprägt, ihre Verzweigungen verlaufen selbst mehr oder minder horizontal und schließen sich der Querfaserung an. Dann strahlt eine Anzahl Querfasern auf eine solche Längsfaser zu und geht scheinbar in diese über. Dieser Übergang löst sich aber bei stärkster Vergrößerung in einen wirklichen Übergang per continuitatem kaum oder nur selten auf. Vielmehr ist bei langer Dunkeladaptation zu sehen, daß die kreuzenden Fasern dann unter resp. lamellär zwischen den Längsfasern weiterverlaufen, daß aber die deutlicheren von ihnen sich auch zu solch einer Längsfaser abzweigen resp. in dieselbe übergehen können. Manche von den mit dem letztgenannten Verlaufe ziehenden Querfasern sind mit den früher schon genannten Anastomosenbildungen zwischen Längs- und Querfasern identisch. Da nun eine so gestaltete Verbindung von Längs- und Querfaserung mehrere nebeneinander verlaufende Längsfasern betreffen kann, ferner dieses Verhalten in den verschiedensten Höhen- und Tiefenlagen des Glaskörpers möglich ist, ja, auch der Einstrahlungswinkel der Querfasern in die Längsfaserung vielfach wechselt, so kommt ein Bild zustande, das an den Aufbau eines Palmblattes lebhaft erinnert.

Auf die Tatsache, daß alle die genannten Typen sich gar nicht selten mehr oder weniger zu vermischen pflegen und somit das Bild eines recht wechselvollen Mischtypus die Szene für gewöhnlich beherrschen dürfte, hatten wir bereits Gelegenheit, des öfteren hinzuweisen.

So ist auch oft der in der vorderen Grenzschicht sich darstellende Typus ein ganz anderer als der Aufbau des eigentlichen Glaskörpergerüstes selbst, so daß also, wenn ein Typus sich schon in der oberflächlichsten Glaskörperschicht verrät, durchaus nicht gesagt ist, daß dieser

Typus auch in den tieferen Glaskörperschichten zum Ausdruck kommen muß. Man findet da häufig recht ausgeprägte Unterschiede.

Die innigsten und letzten Beziehungen der Querfasern zu den Längsfasern bedeuten den schwierigsten und dunkelsten Teil unserer Forschung. Nach unseren Erfahrungen dürfte darüber kein Zweifel mehr bestehen, daß es wirkliche und echte Anastomosen zwischen den beiden Fasergattungen gibt. Es kann aber andererseits nicht geleugnet werden, daß in anderen Fällen die Spaltlampe jede deutlichere Spur solcher Anastomosen vermissen ließ. Namentlich beim reinen Kreuztypus kommt das zum Ausdruck. Allerdings sind ja auch die Sichtbarkeitsbedingungen der Fasern recht verschieden. Bei dem einen Auge sind diese um vieles besser und deutlicher gegeneinander abgrenzbar, während in anderen Augen desselben Alters und derselben Art auch die stärkste Vergrößerung und längste Adaptation nicht gestattet, die Frage definitiv zu entscheiden.

Auch kann wohl darüber kein Zweifel mehr obwalten, daß an den Über- resp. Unterkreuzungsstellen der Längs- und Querfasern, d. h. also nicht an solchen Stellen, wo von den einen Fasern Verzweigungen abgehen und sich der anderen Gattung anschließen, regelmäßig feste protoplasmatische Verbindungen bestehen. Und das gilt für alle Typen. Das Bewegungsspiel der Maschen, die Unverschieblichkeit ihrer Konfiguration bei Wiederkehr der Ruhelage und schließlich das gesehene Bild als solches sprechen unbedingt dafür. Diese feste Verbindung in den Kreuzungspunkten, die nach allen entwicklungsgeschichtlichen Ergebnissen schon fötal und relativ frühzeitig sich ausbildet, ist als eine Festigung des ganzen Gerüstwerkes in sich selbst aufzufassen und dient augenscheinlich lediglich zur Erhaltung der Statik.

Daß die protoplasmatische Verbindung beider Fasersysteme an allen Kreuzungspunkten erfolgt und nicht nur an einzelnen unter Überspringen von einer oder mehreren Fasern, ist a priori anzunehmen, im Spaltlampenbilde aber noch nicht definitiv zu entscheiden. Namentlich bei bestehender Balgenstruktur des Glaskörpers hat man häufig den Eindruck, als seien beide in den Kreuzungspunkten fest und protoplasmatisch verbunden. Hier, wo auch die einzelnen Fasern als solche häufig Abweichungen der parallelen Grenzkonturen zeigen und mehr oder weniger unregelmäßig schmäler oder breiter, ja bisweilen fast gelappt und blattförmig gestaltet sind, sieht man bei geringfügigen Augenbewegungen in erster Linie die scheinbar sehr feste und unmittelbare Faserverbindung beider Systeme. Und diese Augenbewegungen sind zur Entscheidung der äußerst schwer erkennbaren Verhältnisse bisweilen das einzige Hilfsmittel. Bei der Pendelbewegung des Fasergerüstes zerren beide Fasersysteme an den Kreuzungsstellen gewissermaßen aneinander und belehren uns daselbst über Zusammenhänge, die sonst nicht erkenntlich wären. Stellen sich nach Einnahme der Ruhestellung andere Glaskörperteile ein, was recht häufig ist, so zeigen diese dann meist dasselbe Verhalten.

Bemerken wollen wir noch, daß das Bild der beschriebenen Glaskörpertypen dadurch noch etwas modifiziert erscheinen kann, daß beide beteiligten Fasern, vor allem aber die Längsfasern, sehr gern mehr oder weniger gewellt verlaufen, ja mitunter auch richtig geschlängelt erscheinen können, wie wir das schon bei der Grenzschicht kennenlernten. Doch pflegt normalerweise diese Wellung und Schlängelung nur selten höhere Grade zu erreichen. Das gilt auch für die ebenfalls schon bei der vorderen Grenzschicht erwähnte Faltenbildung der tieferen Glaskörperschichten. Diese Faltenbildung ist gewissermaßen eine Fortsetzung der stärker ausgesprochenen Oberflächenfaltung. Man kann dabei an der Spaltlampe fälschlicherweise den Eindruck empfangen, als handele es sich hier um Pseudomembranen im Glaskörperinneren. Zunächst hat man ja auch bisweilen tatsächlich das Bild von Membranen, wenn man die bei Bulbusbewegungen hin und her pendelnden Lamellenlagen sieht, von denen die einen manchmal plötzlich nach hinten abzuknicken scheinen, während andere wiederum scheinbar aus der Tiefe emporsteigen. So machte schon Gullstrand auf verschieden tief liegende Membranen aufmerksam, die wie aus einem Netzwerk bestanden und sich hauptsächlich in frontaler Richtung auszudehnen schienen. Auch Erggelet und Hegner berichteten über ähnliche Beobachtungen. Ersterer verglich das Bild mit einem Tuch, das an einem Nagel hängt und dementsprechend gefaltet erscheint. Ähnliches sah auch H. Wolff.

Man kann nun mit der Spaltlampe den genannten Erscheinungen folgen und sehen, daß ihnen tatsächlich nur Faltenbildungen, die nicht allzu tief in das eigentliche Gerüstwerk hineinreichen, zugrundeliegen. Manöveriert man mit dem Spaltlicht geschickt hin und her und untersucht besonders oft ein und dieselbe Stelle einzeln von temporal, dann von nasal her, so zeigt sich die Faltung besonders schön. Vor allem vergesse man nicht, wenn plötzlich eine auf Faltung beruhende „Scheinmembran“ aufhört und dahinter scheinbar optisches Dunkel folgt, durch wechselnde Einstellung der Beleuchtungsrichtung unter Steigerung der Adaptation dieses scheinbare Dunkel weiter aufzulösen. Und man wird in vielen Fällen erstaunt sein, dann den weiteren Anschluß sämtlicher plötzlich zuerst aufhörender Fasern in Gestalt einer zarten Querfaserung oder Längsstruktur resp. beider zu finden.

Bemerkt sei noch, daß die genannten Faltenbildungen tatsächlich, wie schon Gullstrand beobachtete, frontal und senkrecht in den meisten Fällen gestellt sind. Abweichungen von dieser Richtung sind nur selten und horizontale haben wir bis jetzt nicht gesehen. Auf Täuschung beruht die senkrechte Stellung sicher nicht, denn Querstellung des Spaltlichts ändert nichts an dem gesehenen Bilde.

Des weiteren müssen nun die Achsendrehungen einzelner Fasern resp. einzelner Faserbündel noch gesondert besprochen werden. Diese Achsendrehungen sind vor allem an den Längsfaserungen gelegentlich zu beobachten. Die Fasern erscheinen dann in ihrem Verlaufe allmählich um 45° und mehr spiralig gedreht, wobei sie ihre Nachbarschaft stets mehr oder weniger zu einer Mitdrehung zu veranlassen pflegen. Diese Verdrehung benachbarter Fasern resp. Faserbündel kann nun je nach Richtung der Achsendrehung wieder ihrerseits zu mehr oder weniger ausgesprochener Faltenbildung führen, so daß sich das Bild schon hierdurch recht komplizieren kann, zumal bei Beteiligung auch tiefer gelegener Längsfasern an der Achsendrehung. Sehr häufig sind auch die achsengedrehten Fasern lockig gewellt.

Die Querfasern erscheinen nur sehr selten lockig gedreht oder spiralig um die Achse gewunden zu sein, worauf hier nur kurz hingewiesen sei.

Es wären nun diejenigen normalen Gebilde zu besprechen, die außer den Fasern der Glaskörperstruktur ein weiteres charakteristisches Gepräge verleihen, wenn sie auch für die eigentliche Architektur dieses Gewebes nicht von dominierender Bedeutung sind. Hierzu gehören einmal die zelligen Elemente des Glaskörpers und zweitens alle die fädigen Bildungen, die uns schon von der hinteren Linsenkapsel, dem Grenzraume und der Grenzschicht her bekannt sind.

Was zunächst die unter normalen Verhältnissen an der Spaltlampe sichtbaren Zellen anbelangt, so können wir hier ähnlich wie in der Grenzschicht bei vielen gesunden Augen hier und da im Glaskörpergerüstwerke solche antreffen. Es kommen auch physiologischerweise hier Zellen der verschiedensten Art zur Wahrnehmung.

Einmal sehen wir nicht selten punktförmige weißliche Elemente, wie sie schon Erggelet beschrieb und die nach ihrem rundlichen Aussehen wohl als Wanderzellen resp. als die von Greeff u. a. im mikroskopischen Präparate beobachteten polynucleären Leukocyten aufzufassen sind. Auch noch kleinere weißliche Gebilde zeigt in seltenen Fällen die Spaltlampe als ebenfalls kleine rundliche weißliche Elemente dieser Art. Ob es sich hier normalerweise um vereinzelte Lymphocyten oder Zelltrümmer von Leukocyten überhaupt handelt, steht dahin. In den mit der Spaltlampe noch erreichbaren tiefsten Glaskörperschichten werden sie kaum beobachtet, aber ich habe sie ab und zu doch angetroffen, was mit der Ansicht Greeffs, wonach der innere Teil des Glaskörpers als zellfrei zu betrachten sei, nicht übereinstimmt. Ob hier wirklich nur physiologische Verhältnisse vorliegen oder bisweilen schon abnorme Befunde erkennbar sind, ist schwer zu entscheiden.

Die erwähnten größeren und kleineren als feinste Scheibchen sich darstellenden weißlichen Zellen sitzen gern an den Kreuzungspunkten des Glaskörpergerüstes ganz regellos hier und da eingestreut. Auch auf den Fasern außerhalb der Kreuzungspunkte werden sie gelegentlich beobachtet, sind dabei aber stets unter normalen Verhältnisse ganz vereinzelt.

Das gleiche gilt auch für die bisweilen an den gleichen Stellen zu beobachtenden dunkelbraunen Pigmentzellen oder ihre Zerfallspartikel.

Die Ursachen für das Vorkommen der genannten Zellen im Glaskörperinnern dürften dieselben sein wie die für die gleichen Gebilde der vorderen Grenzgegend angeführten. Außer den dort schon anatomisch bekannten Zellarten, die wir anführten, spielen also wohl auch hier Kopftraumen und physiologische Abnutzungsvorgänge eine Rolle, und zwar das letztere um so mehr, als wir sehen können, daß alle diese Gebilde mit den Jahren an Häufigkeit zuzunehmen scheinen. Auf das Analogon der hinteren Hornhautfläche und des normalen Kammerwassers wurde bereits bei Besprechung der vorderen Grenzschicht hingewiesen.

Schließlich kommen im normalen Glaskörperinneren noch dieselben fädigen Bildungen resp. deren Fortsetzungen vor, die wir an der hinteren Linsenkapsel, dem Grenzraume und der Grenzschicht ebenfalls schon kennenlernten. Hier im Glaskörperinneren können wir von diesen Gebilden solche unterscheiden, die entweder nur auf den Glaskörper beschränkt sind, d. h. in ihm verlaufen, ohne scheinbar sein Inneres zu verlassen, und andererseits solche, die über ihn hinausgehen und sich in das Gebiet der hinteren Linsenkapsel resp. ihrer Nachbarschaft verfolgen lassen und dort zum Teil festgeheftet sind, worauf vor kurzem schon Vogt hinwies.

Betrachten wir zunächst die erstgenannte Art. Wir sehen da sehr häufig teils zwischen den einzelnen Faserlagen hinziehende, teils, diese glatt durchschneidend, mehr oder weniger feine drehrunde, weiße Fäden verlaufen, die so gut wie niemals bandförmig abgeflacht sind und oft von der Gegend der Ora serrata herzukommen scheinen, mit stärker oder schwächer welligem oder auch einmal gekräuseltem Verlaufe. Sie teilen sich entweder dichotomisch oder mehrfach, oder sie bleiben einfach. Auch ihre Verzweigungen können so gestaltet sein. In der Tiefe des Glaskörpers scheinen sie sich zu verlieren oder endigen in der Gegend der vorderen Grenzschicht. Der innere untere Quadrant des Glaskörpers ist auch hier bevorzugt. In anderen Fällen sahen wir aber auch ein verzweigtes Netz dieser Gebilde regellos im Innern des Glaskörpers verlaufen. Die Fäden dieses Netzes schienen von allen Seiten aus der Gegend des Ciliarkörpers resp. der Ora serrata zu kommen, dagegen zeigte das Netz zu der hinteren Linsenkapsel keine deutlichen Beziehungen. Mitunter können die Fäden aber auch frei endigen. Die Endigung zeigt entweder kleine weißliche und knopfförmige Anschwellungen, oder sie erscheint leicht ausgefasert, in anderen Fällen wiederum auch einmal spiralig gekrümmt. Auch in den Verzweigungsstellen des Netzwerkes sind mitunter weißliche Anschwellungen zu sehen, doch gehören diese mehr ins Bereich der angeborenen Veränderungen.

Die andere Gruppe der Fäden gewinnt dagegen Beziehungen zur hinteren Linsenkapsel und kann sich entweder in der Polgegend oder im Bereiche des inneren unteren Quadranten, ja auch überall einmal an einem beliebigen Punkte der hinteren Linsenkapsel festheften. An den Anheftestellen kann dann ein solcher Faden, der auch verzweigt inserieren kann, in eine oder mehrere der auf der hinteren Linsenkapsel beschriebenen weißlichen Auflagerungen übergehen.

Das Kaliber aller der genannten fädigen Bildungen vermag recht verschieden zu sein. Spinnwebfeine Fäden wechseln mit stärkeren. An den Verzweigungsstellen, deren Gabelrichtungen häufig linsenwärts gerichtet sind, wird das Kaliber oft ein entsprechend schwächeres.

Fast regelmäßig sind alle die beschriebenen Fädenbildungen sowohl außerhalb als innerhalb des Glaskörpers mit diesen oder jenen der oben beschriebenen Zellen oder körnchenähnlichen Zelltrümmern besetzt. Hier können sie allerdings etwas zahlreicher vorkommen als an den Glaskörperfasern, doch wird eine perlschnurartige Anordnung zu den Ausnahmen gehören. Auch im Bereiche der Grenzschicht, des Grenzraumes und der hinteren Linsenkapsel können sie mitunter festgestellt werden.

Was nun die scheinbar optisch leeren Zwischenräume anbelangt, die wir zwischen den einzelnen Faserlagen resp. Faserbündeln allenthalben zu sehen bekommen, so ist die Gestalt dieser Räume durch die Konfiguration der Fasern und Faserbündel bestimmt und in den obigen Darlegungen bereits enthalten. Die Räume entsprechen einmal genau dem Maschenwerke. Zweitens erwähnten wir aber auch hie und da breitere Zwischenräume zwischen diesen oder jenen Faserbündeln beider Arten von mitunter etwas breiterer Ausdehnung. Diese größeren Zwischenräume sind aber sehr selten und werden leicht vorgetäuscht durch die eigentümlichen Faltenbildungen der Fasern und Faserlamellen. Bei genauerer Durchforschung sind dann diese „Pseudoräume“ eben doch nicht optisch leer, sondern durch feinste und kaum sichtbare Längs- und vor allem auch Querfasern ausgefüllt.

Die echten, optisch leeren Spalträume zwischen den Faserbündeln sind nun aber tatsächlich mit wasserklarer Flüssigkeit ohne optisch sichtbare Elemente ausgefüllt. Das Phänomen des normalen Kammerwassers, nämlich das Aufsteigen ganz vereinzelter Partikel, zelliger Elemente usw., wie es Berg und Erggelet beschrieben, ist hier deshalb nicht zu sehen, weil im Bereiche des Glaskörpers eine Erwärmung durch das Spaltlicht der Lampe nicht möglich ist. Auch zeigt die Nernstspaltlampe unter normalen Bedingungen niemals in den Spalträumen frei umherschwimmende Partikel irgendwelcher Art[1]).

Das Bild, das die Spalträume in ihrer Gesamtheit darbieten, stellt ein getreues Abbild des beschriebenen Gerüstwerkes dar. Nach unseren Darlegungen erscheint die Wahrscheinlichkeit nahegerückt, daß wir es hier mit einem ausgedehnten Saftspaltensystem zu tun haben, welches die Ernährung des Glaskörpergerüstes gewährleistet. Der Glaskörper wird in allen seinen, an der Spaltlampe erkenntlichen Einzelheiten von einer wasserklaren Flüssigkeit durchspült, die auch den Grenzraum ausfüllt, der ja optisch ähnliche Verhältnisse wie die übrigen Saftspalten darbietet. An der Spaltlampe zeigt die in dem Saftspaltensysteme des Glaskörpers befindliche Flüssigkeit dieselben Eigenschaften wie das Kammerwasser, ohne daß wir damit behaupten wollen, daß beide Flüssigkeiten identisch sind, wie es nach Giacosa der Fall sein soll. Dieser Untersucher schloß bekanntlich aus dem übereinstimmenden spezifischen Gewichte beider Flüssigkeiten von 1,0089 auf die chemische Identität beider Medien.

Den früher erörterten Blickwechsel des Auges können wir dazu nutzbar machen, Glaskörperteile, die in der Ruhe nicht oder kaum sichtbar sind, durch „Aufwirbelung“, wenn auch nur auf kurze Zeit, der Beobachtung zugänglich machen, wie wir oben schon teilweise gesehen haben. Mit Hilfe dieses Kunstgriffes können wir da mitunter des weiteren Gebilde auftauchen sehen, die sich sehr wesentlich von dem hinter der Linse in Ruhelage sichtbaren Glaskörperaussehen unterscheiden können. Im allgemeinen können wir sagen, daß auf diese Weise zwei Bildarten sichtbar gemacht werden können, die in struktureller Hinsicht einige Besonderheiten bieten.

Die dabei zunächst aufgewirbelte und für gewöhnlich nicht sichtbare Glaskörpergegend ist häufig dadurch charakterisiert, daß einmal die Längsfaserung spärlicher und unregelmäßiger werden kann bei ebenfalls wechselvollem Verhalten der Querfaserung, andererseits sich aber hier ein höherer Reichtum an den beschriebenen drehrunden Glaskörperfäden zeigt als im übrigen der Beobachtung zugänglichen Glaskörper. Auch hier können die Fäden teils Netze bilden, teils mit Zellen oder ähnlichen Partikeln besetzt sein oder auch strahlenförmig diesem oder jenem Punkte zustreben, der seinerseits wieder weißliche Einschlüsse und ähnliches zu zeigen vermag, was wir bei den angeborenen

[1]) Die Mouches volantes liegen nach Bardon - Cooper u. a. nahe der Retina und erscheinen nicht im Strahle der Nernstspaltlampe.

Veränderungen kennen lernen werden. Die Fäden können auch in die uns bekannten Auflagerungen der hinteren Linsenkapsel übergehen, sie können knopfförmig mit verdickten Enden endigen, oder diese Endigung zeigt sich mehr aufgefasert oder frei.

Unter dieser fädenreichen Glaskörperpartie, welche viel seltener mehr auf der temporalen Seite zu sehen ist, können sich nun des weiteren Fasern resp. Fasergruppen des eigentlichen Glaskörpergewebes finden, deren Faserelemente besonders breit und sehr unregelmäßig begrenzt erscheinen, wobei sie hauptsächlich aus Längsfasern zusammengesetzt sind und vielfach anastomosieren.

Während die Querfaserung bei den genannten beiden Faserpartien unterhalb der in der Ruhelage sichtbaren Glaskörperteile keine Besonderheiten bietet, müssen wir der Vollständigkeit halber noch erwähnen, daß bei der aufgewirbelten tiefsten Glaskörperpartie mitunter einmal eigentümliche „Sternfasern“ zu sehen sein können, die im Bilde der Spaltlampe den Eindruck machen, als sei hier für diese oder jene Längsfaser die Kontinuität mit Nachbarfasern entweder gar nicht oder nur so geringfügig eingetreten, daß ihre Verzweigungen gewissermaßen pseudopodienähnlich im Glaskörper umhertasten, ohne in der Nachbarschaft statischen Anschluß gefunden zu haben. Sie können ebenfalls mit zelligen Elementen besetzt sein, während ihre Ausläufer scheinbar frei und ohne Auffaserung oder knopfförmige Verdickung zu endigen pflegen.

Je nach der Phase der sekundären Glaskörperbewegung bei Blickwechsel machen die in den beiden untersten Glaskörperpartien beobachteten Längsfasern in toto eine nach oben konvexe oder konkave Krümmung durch, die dann wieder im Beginne der Ruhelage sich ausgleicht. Sowohl die oben zuletzt genannte und am tiefsten gelegene Fasergruppe als auch die unmittelbar darüber gelegene Fädenzone machen bei Augenbewegungen eine regelmäßige Pendelbewegung. Dabei dient für die Fädenzone oft diese oder jene Verbindung mit der hinteren Linsenkapsel gewissermaßen als ein Radius vector. Manchmal geht das Zurückschwingen in die alte Ruhelage so langsam vor sich, daß man denken könnte, es hinge diese Glaskörperpartie mit bogenförmig gekreuzten Streben an der hinteren Linsenkapsel fest.

Die Überlagerung der genannten Glaskörperpartien hängt vielleicht mit den Verhältnissen der spezifischen Gewichte zusammen. Jedenfalls kommt dem Glaskörper, sowohl seinem hinter der Linsenkapsel in der Ruhelage sichtbaren Teile als auch in den unterhalb dieses Teiles gelegenen Faserlagen ein ganz bestimmter Bewegungsmechanismus zu. Von einem regellosen „Durcheinanderfliegen“ seiner Substanz bei Augenbewegungen ist deshalb normalerweise niemals die Rede. Da der Glaskörper rings an der Ora serrata durch die daselbst ausgesproßten

Längsfasern ein gutes Punctum fixum in allen seinen Teilen der vorderen Hälfte besitzt, so kommt auch dadurch die konstante Stabilität des Fasergerüsts bei beliebigen Blickwechseln zum Ausdruck. Die den Glaskörper in den besprochenen Saftspaltensysteme durchtränkende Flüssigkeit tut dazu das ihre, indem sie z. B. bei Kopferschütterungen, Kontusionen und ähnlichem eine allzu schnelle Lageveränderung der Glaskörperelemente verhindert.

Nach all den Bildern, die uns unsere Apparatur zu bieten vermag, dürfte es außer Zweifel stehen, daß die Längsfaserung mit der von der Pars coeca der Retina her sich entwickelnden Radiärfaserung identisch ist, dagegen die Querfaserung diejenigen Faserpartien darstellt, die sich aus den Queranastomosen der von der übrigen Retina her entwickelten Radiärfasern zusammensetzen.

In den tieferen Glaskörperlagen nehmen die Längsfasern an Zahl und Dichte ab und die Querfaserung beherrscht immer mehr das Bild, was mit den entwicklungsgeschichtlichen Tatsachen (Wolfrum, Rabl) gut übereinstimmt. Der Ansicht Erggelets, daß in der Glaskörpermitte „die beobachtete größere Beweglichkeit der Glaskörper membranen damit gut im Einklang stehe, daß der Glaskörper in der Mitte sehr viel faserärmer und daher flüssiger sei (Greeff)“, kann ich mich nicht anschließen. Die Spaltlampe zeigt hier in der Gegend des mittleren Drittels des Glaskörperdurchmessers, die in ihrer vorderen Hälfte sicher noch an der Spaltlampe beobachtet werden kann, normalerweise niemals eine Spur von Verflüssigung, sondern läßt, falls die Längsfasern schon zarter und an Zahl etwas geringer geworden sind, die Querfaserung wahrnehmen, die ihrerseits daselbst in der geschilderten Weise den Raum durchzieht.

Ob der Glaskörper auch in der hinteren Hälfte so wie im inneren Drittel gestaltet ist, darüber vermag uns natürlich auch die Spaltlampe nicht zu unterrichten, doch dürften wir bis zu einem gewissen Grade berechtigt sein, diese Frage zu bejahen. Denn erstens sprechen dafür die entwicklungsgeschichtlichen Tatsachen, zweitens aber ein gewisser Analogieschluß in dem Sinne, daß es unwahrscheinlich wäre, wenn hinter der Glaskörpermitte die Struktur sich plötzlich ändern sollte[1]). Wie dem auch sei, das Bild des lebenden Glaskörpers liefert uns an der Nernstspaltlampe zusammen mit den vor allem von Rabl und Wolfrum festgestellten entwicklungsgeschichtlichen Tatsachen den Beweis, daß die von Brücke und vor allem von Hannover vertretene Ansicht des Glaskörperaufbaues aus strukturlosen Membranen im Sinne eines Fachwerkes oder eines Apfelsinentypus ebensowenig noch aufrecht zu

[1]) Drittens wird diese Vermutung geradezu bewiesen durch die Untersuchungsergebnisse mit Hilfe des Silberspiegels, wovon in einer späteren Mitteilung des Näheren die Rede sein wird.

erhalten ist, wie die Auffassung des Glaskörpers als ein vielfach verflochtenes Filzwerk, wie es Retzius will. Die Greeffsche Auffassung des Glaskörpers als ein Maschenwerk von Fasern, die fast ausschließlich von den Retziusschen Pferdeschweifen herstammen und an den dichteren Stellen sich zu „Faserlamellen" ordnen und „unter der Glaskörperhaut auch in konzentrischen Lamellen" verlaufen können, nähert sich dem wirklichen Bilde des lebenden Glaskörpers nur zu einem geringen Teile, abgesehen davon, daß Greeff nur die Verhältnisse am toten Auge berücksichtigt. Das gleiche gilt auch für die Auffassung des Glaskörpers als ein Gerüstwerk im Sinne von H. Virchow.

Die Histologie des lebenden Glaskörpers im Bilde der Nernstspaltlampe lehrt uns vielmehr, daß der Glaskörper in seiner vorderen Hälfte einen rein konzentrisch-lamellären Aufbau besitzt von zwei ungefähr senkrecht aufeinanderstehenden Faserarten, die an ihren Kreuzungspunkten fest und protoplasmatisch miteinander verbunden sind. Während im vordersten Drittel die Längsfasern stattlich sind und über die Querfasern an Breite und Volumen überwiegen, werden sie im mittleren Drittel des Glaskörpers der Querfaserung gleich, sind aber immer und stets, wenn auch in etwas verminderter Menge, noch vorhanden. Der Glaskörper ist somit ein außerordentlich feines und lamellär-konzentrisch gebautes Gitterwerk.

Die vielumstrittene Frage der Existenz einer Membrana hyaloidea läßt sich — wenigstens was das Bereich hinter der Linse anbelangt — nach unseren Untersuchungen nun leicht beantworten. Das deutliche Vorhandensein der schwammartig sich darstellenden Saftlückenspalten, die wir gewissermaßen als „Poren" bezeichnen können, spricht trotz der deutlichen Verdichtung der am oberflächlichsten gelegenen Faserlamellen resp. sich vielfach kreuzenden Faserbündel daselbst absolut gegen die Existenz einer gesonderten Membrana hyaloidea im Linsenbereiche, ebenso das vielfache Hinüberlaufen der Fäden zwischen der hinteren Linsenkapsel und dem Glaskörperinneren. Wir müssen uns deshalb, entgegen der Ansicht Greeffs, Bardon-Coopers u. a. der Überzeugung Tornatolas und Wolfrums anschließen und die Existenz jeder Spur einer Membrana hyaloidea im Bereiche des hinter der Linse anschließenden Glaskörperteiles und dessen unmittelbarer Nachbarschaft in Abrede stellen. Die Tatsache, daß in manchen Augen die Oberflächenverdichtung des Glaskörpers, die, was Wolfrum schon entwicklungsgeschichtlich betonte, auch im Bilde der Nernstspaltlampe im allgemeinen mit einer gewissen Regelmäßigkeit der Dichtigkeitszunahme der Glaskörperelemente von innen nach außen einhergeht, hier und da einmal an eine vielfach durchlöcherte Platte erinnern kann, soll nicht geleugnet werden. Eine „Membran" braucht aber deswegen nicht zu bestehen und kann deshalb auch nicht bestehen.

Hierfür spricht auch noch das gelegentlich zu beobachtende Vorkommen der besprochenen außerordentlich zart gewebten Glaskörperpartie im Bereiche des Grenzraumes vor einer scheinbaren Grenzschicht. Es muß hervorgehoben werden, daß diese „Pseudogrenzschicht"[1]) nicht so selten von den mittleren Jahren ab beobachtet wird und mit Altersveränderungen der tieferen Glaskörperschichten, die sich unter diesem Bilde äußern können, zusammenzuhängen vermag. Wir kommen bei den Altersveränderungen des Glaskörpers darauf noch zurück[2]).

Bemerkt sei noch, daß viele Glaskörper erst unmittelbar im Bereiche der vorderen Grenzschicht die oben hervorgehobene Dichtigkeitszunahme ihrer Strukturelemente zeigen, in ihrem Innern aber keine progrediente Zunahme der Dichtigkeit von innen nach außen erkennen lassen. Dabei ist ferner zu berücksichtigen, daß eine solche Dichtigkeitszunahme auch durch eine verminderte Durchsichtigkeit der einzelnen Fasern in der Grenzschicht vorgetäuscht werden kann. In Anbetracht aller dieser Verhältnisse hielten wir es auch für geraten, nicht von einer „Grenzmembran", sondern eben nur von einer vorderen Grenzschicht des Glaskörpers zu sprechen.

Hinzuzufügen wäre noch, daß wir es bei den geschilderten Glaskörperfäden, die mit Zellen, Körnchen und dgl. besetzt erscheinen können, aller Wahrscheinlichkeit nach mit mesodermalen Gewebsresten, speziell mit verödeten und bindegewebig-strangartig degenerierten embryonalen Gefäßresten zu tun haben dürften. Vielleicht sehen wir auch in ihnen teilweise abortiv entstandene und dem allgemeinen Faserverbande nicht angeschlossene „vagabundierende Fasern" vor uns, die, retinal entstanden, mit den protoplasmatischen Fixationsausläufern der fötalen Gefäße Fühlung nahmen und diesen Zusammenhang nicht ganz wieder einbüßten. Für diese Auffassung spricht auch der relative Zellreichtum der Gebilde. Auch ihre teilweise mitten durch den Glaskörper, vor allem nach der nasalen Seite zu, ziehende Verlaufsart, ferner ihre Verbindung mit den perilenticulären Gewebsüberresten ließe sich in diesem Sinne verwerten. Namentlich die aufgelagerten Zellen oder deren Trümmer sind wohl als Reste embryonaler Mesodermzellen aufzufassen. Ähnlich wie die Fäden verhalten sich ja auch die später zu besprechenden embryonalen eigentlichen Gefäßüberreste.

Einzelne knopfförmig endigende Fasern sind vielleicht die Überreste solcher embryonaler und retinaler Protoplasmafortsätze, die nach der

[1]) Vgl. die Bemerkungen auf S. 32 und 33.

[2]) Vgl. die Anmerkung auf S. 71.

Linse zu keinen Anschluß an das perilenticuläre Fasernetz gewannen. Dafür spricht auch die bisweilen beobachtete knopfförmige Endigung einzelner anschlußloser Radiärfasern in fötalen Glaskörperschnitten (vgl. bei Wolfrum). Wahrscheinlich zeigt uns somit die Nernstspaltlampe in diesen Gebilden persistierende anschlußlose Radiärfasern aus dem Fundus der Retina. Zugunsten dieser Auffassung wäre auch das mitunter gekörnte Aussehen der Gebilde zu verwerten, was im folgenden Teile berücksichtigt werden soll.

Vorher müssen wir uns jedoch noch mit der Frage der Existenz eines Canalis hyaloideus s. Cloqueti näher beschäftigen. Im Anschlusse daran werden wir dann erst die eigentlichen angeborenen Anomalien des Glaskörpergewebes zu betrachten haben.

Die Frage des Canalis Cloqueti, seiner Existenz oder Nichtexistenz am ausgebildeten und erwachsenen Glaskörper, wurde schon lange und lebhaft diskutiert. Während Bardon - Cooper, Greeff, Leber, Stilling u. a. die Ansicht vertraten, daß die vorderen Grenzschichten des Glaskörpers sowohl wie die fragliche Membrana hyaloidea an der Stelle des embryonalen Durchtrittes des Canalis eine Unterbrechung besäßen und der Kanal keine eigentliche Wandung aufweise, sondern durch eine Art Faserverdichtung gewissermaßen nur eine Auskleidung des Kanales geschaffen werde, die nach außen einfach in das übrige Glaskörpergewebe übergehe, fand Hannover den Kanal bei Erwachsenen niemals offen, was auch mikroskopisch anatomisch bestätigt wurde. Auch Behr und Wolfrum kommen auf Grund ihrer ausgedehnten darauf bezüglichen Untersuchungen zu der Überzeugung, daß das Vorkommen des Canalis Cloqueti im postembryonalen Auge des Menschen keine konstante Erscheinung sei. Vor allem leugnet Behr sein Vorkommen, speziell seine Persistenz in der hinteren Glaskörperhälfte.

Wir können nun nach Durchmusterung eines großen Materials normaler Augen sagen, daß wir im Glaskörper selbst, bezugsweise in dessen vorderer Hälfte, in keinem einzigen Falle irgendwelche Spuren einer Kanalöffnung oder des Kanales selber finden konnten, auch nicht im Bereiche der Grenzschicht. Die Nernstspaltlampe, der bei 108facher Linearvergrößerung auch nicht der geringste Rest einer solchen Kanalspur hätte entgehen können, ließ solche Reste stets vermissen. Neben der beschriebenen Glaskörperoberflächen- resp. Glaskörperinnenstruktur fand sich nicht einmal ein größerer Spaltraum oder dgl. an der fraglichen Stelle. Auch ein größerer Reichtum fädiger Bildungen, Zellen oder ähnlicher Dinge war daselbst nicht häufiger als an anderen Stellen zu erkennen, so daß wir zu dem Schlusse berechtigt sein dürften, daß physiologischerweise der fötale Canalis Cloqueti als solcher restlos verschwindet. Die Vermittlung des Entzündungsreizes auf den Sehnervenkopf sowie dessen Umgebung bei bakteriellen

Infektionen durch den Canalis hyaloideus nach Fuchs würde somit allein auch auf dem Wege des Saftspaltensystems nach unseren Deduktionen möglich sein.

3. Die angeborenen Veränderungen des Glaskörpers.

Im Anschluß an die Darstellung des normalen Glaskörpers wollen wir nun einige Abweichungen besprechen, die nicht gerade pathologisch sind und in angeborenen Eigenheiten ihre Erklärung finden. Sie sind nicht gerade selten und treten sehr häufig doppelseitig auf.

Beginnen wir mit der hinteren Linsenkapsel, so sind zunächst alabasterähnlich glänzende Flecken zu erwähnen, die mit Vorliebe in der Polgegend zur Beobachtung kommen. Sie sind polygonal oder rhombisch gestaltet und haben keine scharfen Begrenzungen. Um kataraktöse Bildungen handelt es sich hier wohl sicher nicht, vielmehr macht es den Eindruck, als sei hier die hintere Linsenkapsel derber und undurchsichtiger als sonst. Das alabasterähnliche, matt schillernde Aussehen wird offenbar durch Reflexe an ihrer konkaven Vorderfläche bedingt. Die Bildungen sind ziemlich selten, meist nicht größer als die doppelte Breite einer Längsfaser an Ausdehnung, und oft mit embryonalen Gewebsresten, wie Bogenfasern, Gefäßresten, Zellen und ähnlichem, besetzt. Die Durchsichtigkeit der Kapsel ist in ihrem Bereiche herabgesetzt.

Manchmal gewinnen die Flecke größere Ausdehnung oder sie treten gruppenförmig auf; erscheinen sie in der Tiefe dicker als sonst, dürften sie wohl schon mehr oder weniger kataraktöse Bildungen der Linse darstellen.

Im Gegensatz zu den genannten Flecken, die über das Niveau der hinteren Kapsel nicht hinausragen, kommen nun auf der Kapsel noch Auflagerungen vor, die reinweiß, rund oder oval, manchmal auch pyramidal, kegelförmig oder polyedrisch gestaltet sind. Von ihrer Spitze geht mitunter ein feiner Faden von weißer Farbe ab, wie er früher beschrieben wurde. Dieser Faden zieht nach dem Grenzraum zu, statt dessen können jedoch auch mehrere Fäden an der Kegelspitze sich anheften und bald dichotomisch sich aufspleißend nach hinten verlaufen. Diese Fäden nehmen dann gern einen zur Längsfaserung ungefähr parallelen Verlauf. In diese Gruppe der angeborenen Auflagerungen gehört auch der von Erggelet beschriebene Fall, bei dem nasal vom hinteren Linsenpol ein kleines weißes Körperchen an der hinteren Linsenkapsel auftauchte und einige feinste Fäden nach unten und außen entsandte. Alle diese Gebilde können nicht selten mit farblosen oder pigmentierten Zellen, deren Trümmern oder Körnchen ähnlicher Art besetzt sein.

Da an der Basis der Auflagerungen deutliche Einschnürungen vorkommen, handelt es sich hier vielleicht um Reste der embryonalen und teilweise abgeschnürten Linsenkegel[1]), wenn schon Wolfrum eine solche Bildung als fraglich hingestellt hat. Der Übergang der Basal-, resp. der Linsenkegelreste in fädige Bildungen, die wohl zum Teil epithelial-protoplasmatischer, zum Teil wohl auch mesodermatischer Natur sind, läßt sich ebenfalls im Sinne unserer Anschauung verwenden. Speziell die epitheliale Natur der Fäden würde mit der entwicklungsgeschichtlichen Tatsache gut übereinstimmen, daß die Linsenkegel Ausläufer in den perilentikulären Faserfilz zur Fötalzeit hineinsenden und sich, teilweise durch ihn hindurchziehend, besenreiserartig im Glaskörper aufsplittern. Für die epitheliale Herkunft der kegelförmigen Aufsätze auf der hinteren Linsenkapsel spricht des weiteren noch ihr reinweißes gekörntes Aussehen ohne feinere Struktur. Die weiße Substanz macht den Eindruck einer kataraktösen Zusammensetzung. Einer solchen kataraktähnlichen Umwandlung scheinen überhaupt nur solche Faser- und Zellelemente der Glaskörper- und Linsengegend fähig zu sein, die von dem eingestülpten Epithel der primitiven Augenblase sich herleiten.

Anhangsweise sei noch der „physiologische Lenticonus posterior" angeführt, der in seltenen Fällen als eine breitere kegelförmige Auflagerung dieser Art auf der hinteren Linsenkapsel in der Polgegend vorkommen kann. Die Kapsel im Bereiche der ganzen Polgegend erscheint dann ebenfalls stark graulich getrübt und verdichtet, und das ganze Gebilde pflegt mehr oder weniger diffus über das übrige Niveau der Linsenkapsel sich zu erheben. Häufig sind hintere Polarkatarakte dabei noch im Spiele.

Nun wäre noch der eigentümlichen „Fädenkomplexe" hinter der Linse im Bereiche des Grenzraumes und diesen zum Teil durchsetzend im Gebiete des Glaskörpers selbst zu gedenken. Diese „Komplexe" sind nicht mit den oben besprochenen physiologischen Fädenbildungen zu verwechseln. Wir haben hier bisweilen ein richtig ausgebildetes Netz vor uns, das sich hinter der Linse in der vorderen Grenzgegend des Glaskörpers oder im Grenzraume zu einem dichten Fasergewirr verbinden kann. Diese Fasern, in denen wir wohl einen Teil der früheren fötalen Rete perilenticulare vor uns sehen, kann ich z. B. aus folgender Beobachtung schildern.

Paul H., 17 Jahr (J.-N. 8941/16).
R. E. S. = 5/5.
L. S. = 5/35, — 1,0 D = + 3,0 cyl. 100 S. = 5/15.
Bds. O. = n.

---

[1]) D. h. also derjenigen protoplasmatischen Fortsätze des embryonalen hinteren Kapselepithels, die zum perilentikulären Fasernetz des primitiven Glaskörpers in Beziehung treten.

In der Gegend der vorderen Grenzschichte des Glaskörpers und im Grenzraume liegt ein ausgedehntes Fädennetz, das mit zahlreichen weißlichen Zellen und kleingekörnten Partikelchen besetzt ist. Die Netzmaschen sind von wechselnder Größe, völlig unregelmäßig, und hier und da gehen feine Fädenverbindungen nach der Polgegend der Linse und namentlich auch zur Gegend des inneren und unteren Quadranten ab. Auch nach hinten in den Glaskörper hinein lassen sich einige Fäden verfolgen. Namentlich nach der Peripberie der Linse zu werden die Maschen deutlich enger und die ihnen anhaftenden zelligen Elemente zahlreicher, während auf der hinteren Linsenkapsel zahlreiche andere Reste physiologischer Auflagerungen sichtbar sind. In diese gehen hier und da die hier inserierenden vereinzelten Fasern, z. T. leicht gewellt und auch mitunter etwas achsengedreht, über ohne deutliche Aufspleißung. Freie Enden sind nicht zu sehen, ebensowenig angeborene deutliche Gefäßreste. Desgleichen werden auch weißliche Einschlüsse anderer Art als die erwähnten Zellen vermißt. Nur hier und da erscheinen die Knotenpunkte des Netzes unregelmäßig weißlich verdickt, z. T. leicht körnig granuliert. Die im Kreuztypus verlaufende Glaskörperfaserung selbst bietet keine weiteren Besonderheiten.

Daß aber in anderen Fällen solche weißlichen Einschlüsse der verschiedensten Art[1]) beobachtet werden können, lehren uns zahlreiche andere Wahrnehmungen. Es handelt sich hier um freischwebende Gebilde von körnig-weißlichem Aussehen, die kegelförmig oder polyedrisch gestaltet sein können und meist keinen größeren Durchmesser besitzen als etwa den Durchmesser des eigentlichen hinteren Linsenpols. Erggelet beschrieb bereits einige solcher Fälle.

Die weißlichen Auflagerungen werden schon bei geringfügigen Augenbewegungen in Schwingungen versetzt, sofern sie nicht mit der Kapsel in engerer direkter oder sehr kurzer fädiger Verbindung sind. Mit dem Lupenspiegel sind sie eben noch als Pünktchen zu sehen.

Nahe der Linse im Grenzraume sind sie häufiger, in der Tiefe des Glaskörpers seltener. Es können von ihnen aber auch ein oder mehrere verjüngte Fortsätze ausgehen, die ihrerseits wieder in Fäden übergehen. Bisweilen erscheinen sie auch stark gezackt an einem oder mehreren schlingenförmigen Fäden, die auch durch sie scheinbar perforierend hindurchgehen können, frei im Grenzraume an der hinteren Linsenkapsel einerseits und in dem Glaskörper, in dem der Faden beliebig weiterlaufen kann, andererseits aufgehängt.

Das Vorkommen dieser „pendelnden Grenzraumeinschlüsse" ist aber nicht immer auf den Grenzraum beschränkt. Auch in und unter der Glaskörperoberfläche, ja noch tief in seinem Innern, können sie hier und da einmal beobachtet werden.

Alle die besprochenen angeborenen Anomalien der hinteren Linsenkapsel können zu den im physiologischen Teile auf der hinteren Linsenkapsel geschilderten vielgestaltigen Auflagerungen in die verschieden-

[1]) Die von Calderaro als Folge einer fötalen Entzündung beschriebenen embryonalen Glaskörperreste gehören nicht hierher und sollen in einer späteren Mitteilung besprochen werden.

fachsten Beziehungen treten. So können einmal sich die faserförmigen Auflagerungen daselbst erheben und nach der Spitze eines weißen Körperchens, das auf der Kapsel sitzt oder hinter ihr schwebt, ziehen; oder eine mehr strangartige und dichtere Auflagerung erhebt sich über das Niveau der hinteren Kapsel und senkt sich dann wieder auf sie nieder, um erst dann nach der weißlichen Auflagerung, resp. den Körperchen zu ziehen. Das letztere Verhalten wird auch ohne solche Körperchen mitunter beobachtet. Daß überhaupt die Auflagerungen einmal sehr grau und stark ausgeprägt sein können und auf der hinteren Linsenkapsel eine Anordnung zu zeigen vermögen, die gewissermaßen an einen „Abklatsch" der oberflächlicheren Glaskörperfaserung auf der hinteren Linsenkapsel erinnern, sei nur beiläufig erwähnt.

Das körnig-kataraktöse Aussehen der festen oder pendelnden weißen Körperchen spricht sehr dafür, daß sie rein ektodermale Gebilde sind ohne einen größeren Restgehalt von Mesodermspuren. Nach unserer Überzeugung kann jedoch für die mehr fädigen Bildungen, die zwischen hinterer Linsenkapsel und einem solchen weißen Körperchen die Verbindung darstellen, die ektodermale Herkunft kaum geleugnet werden. Hier sind wohl, ebenso wie für die fädigen Komplexe, ektodermale, nicht zu Glaskörperfasern differenzierte Protoplasmareste des hinteren fötalen Kapselepithels in erster Linie verantwortlich zu machen. Dafür spricht auch die Tatsache, daß die Körperchen so klein sein können, daß auf der hinteren Linsenkapsel, vor allem nasal unten und nach der Peripherie zu kleine Knöpfchen mit einem Stiele nach der Kapsel hin beobachtet werden.

Diese, die auch im Zusammenhange mit einem größeren Netzwerke dieser Art wahrzunehmen sind, erinnern an das fötale Rete perilenticulare und die in diesem mitunter knopfförmig endenden Protoplasmafortsätze der Linsenkegel.

In den Kreuzungspunkten der Netzüberreste können nun schließlich noch Verdickungen beobachtet werden, ohne daß im Weiterverlaufe nach dem Einmünden eines Fadens in den anderen eine Kalibervermehrung zu erfolgen braucht. Solche Kalibervermehrungen kommen vor, gehören aber nicht zur Regel. Oft sind die Fäden in den verdickten Kreuzungspunkten stark graulich granuliert, bieten aber, wenn daselbst nicht die beschriebenen weißen Körperchen sitzen, keine weiteren Besonderheiten. Nur betreffs der letzteren sei noch hervorgehoben, daß dieselben außerhalb der Linsenkapsel frei und ohne in Zusammenhang mit einem oder mehreren Fäden nicht beobachtet werden.

Was nun das Vorkommen der Reste des perilentikulären Fasernetzes, resp. der Fäden und weißlichen Einschlüsse im Bereiche des Glaskörpers selber anbelangt, so ist auch hier der innere untere Quadrant wieder der bevorzugte Sitz. Auch können im Glaskörperinnern ausgedehnte

Netze vorhanden sein, wobei dann die Fäden häufig mit zahlreichen zelligen Elementen, weißlichen Körnchen u. dgl. besetzt sein können. Ob auch diese Bildungen alle rein ektodermaler Abkunft sind, bleibt zweifelhaft, denn es ist nicht ausgeschlossen, daß hier die fötalen Anastomosen zwischen noch nicht voll ausgebildeten Glaskörperfasern und fötalen Glaskörpergefäßen, die später verödeten, eine Rolle spielen. Vielleicht handelt es sich bei diesen oder jenen der Fäden im Glaskörperinnern auch um Reste von nicht voll ausgebildeten Radiärfasern[1]), zumal da an allen Fäden auch knopfförmige Endigung von weißlicher Farbe, aber keine eigentliche freie, resp. spiralige Endigung normalerweise beobachtet wird. Aufgesplitterte Enden, wie sie mikroskopisch-anatomisch zuerst Retzius sah und Wolfrum als Endausläufer der primitiven Radiärfasern beschrieb, konnten am ausgewachsenen Auge bis jetzt mit der Nernstspaltlampe nicht nachgewiesen werden. Auch stärkere, ja strangartige Fäden, die hin und wieder im Glaskörper beobachtet werden, können ebenfalls Körnchen- oder Zellbesatz zeigen und vor allem der Längsfaserung parallel gerichtet sein. Mitunter erscheinen sie hier und da selbst in eigentümlich körnigem Zerfalle begriffen. Sonst verhalten sie sich den oben genannten Fädenbildungen analog.

Im Glaskörper kommen des weiteren auch, und zwar in seinen inneren Schichten, dichtere und trübere Fasern angeboren vor, und zwar dichter und trüber, als sie der normale Durchschnitt zu zeigen pflegt. Solche Fasern heben sich mitsamt ihren Verzweigungen stärker als sonst von ihrer meist normalen Umgebung ab. Man sieht sie vor allem unter den Längsfasern in den unteren Glaskörperschichten, und zwar nur vereinzelt und selten partien-, resp. bündelweise. Nach Blickwechsel werden sie am besten sichtbar.

Eine weitere eigentümliche Erscheinung ist die folgende. In mehr oder weniger großer Ausdehnung findet sich an einer Fasergruppe, resp. einem Faserbündel in gleichem Niveau eine bandartige und in ihrer Breite ziemlich konstante dichtere Graufärbung. Die Erscheinung ist häufig zu beobachten und beruht in einer während der Entwicklung der Seitenanastomosen einsetzenden protoplasmatischen Störung unbekannter Ursache. Das eigentümliche Phänomen dieser „bandförmigen Quertrübung“ einzelner Fasern oder Faserbündel betrifft sowohl Querfaserung als Längsfaserung, vor allem aber die letztere in ihren nasalen Teilen, speziell in den vordersten Schichten. Um Täuschungen durch Faltenbildung kann es sich hier nicht handeln; Blick- und Einstellungswechsel schützen auch hier vor falscher Diagnose. Vielleicht handelt es sich um eine kongenitale mangelhafte Durch-

[1]) D. h., nachdem sie ihren Zusammenhang mit der Retina verloren und Anschluß an die Glaskörpergefäße gefunden haben.

sichtigkeitsausbildung einzelner Faserpartien. Warum diese die beteiligten Fasern in gleicher Weglänge, gleichem Niveau und gleicher Ausdehnung betrifft, steht dahin.

Da, wo Fädenkomplexe im Glaskörper liegen, können in dem Fasergerüstwerke des letzteren an der Stelle des Fädennetzes die Glaskörperfasern ziemlich oder auch ganz scheinbar zurücktreten, während die Glaskörperfasern der Nachbarschaft dann einen ausgesprochen bogenförmigen Verlauf nehmen und die Fädenkomplexe pseudomembranartig umscheiden (vgl. Schema 8). Vor allem in der nasalen Hälfte und bei Aufwirbelung durch Blickwechsel stellen sich solche Komplexe mit Glaskörperumscheidung ein, und zwar auffallend häufig bei Hyperopen.

Die Netzfäden gehen allenthalben in den Glaskörper über, im Bereiche des Komplexes ist nur das Netz am dichtesten gewebt. Einschlüsse der oben beschriebenen Art können mit oder ohne Verbindung mit der hinteren Linsenkapsel allenthalben in dem Netz sowohl auf den Verbindungsfäden der Maschen als auch an den Kreuzungspunkten sichtbar sein. Auch Körnerauf- und -einlagerungen kommen vor, genau wie bei den Komplexfäden im Bereiche des Grenzraums.

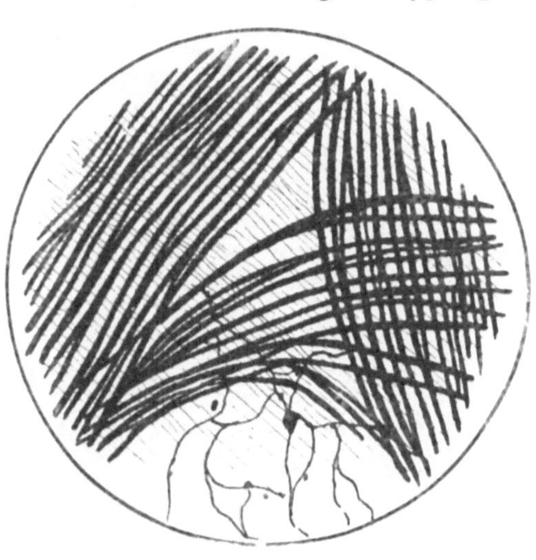

Abb. 8. Komplex.

Daß bei den Glaskörperkomplexen die Glaskörperfasern ganz auseinanderweichen und pseudomembranartig um den Komplex herumlaufen können, spricht ebenso wie die hauptsächliche Beteiligung der Kolobomgegend für die Annahme, daß die Komplexe mehr oder weniger als angeborene Defektbildungen des Glaskörpers, ähnlich wie die Glaskörperkolobome, aufzufassen sind.

Wenn wir auch unter den echten Kolobomen des Glaskörpers Einkerbungen desselben zu verstehen haben, die von der Papille bis in die Ciliarkörpergegend reichen können, also noch viel ausgedehntere Defekte darstellen, so sind unsere Komplexe vielleicht als der Ausdruck solcher rudimentären Kolobome anzusehen, zumal die Komplexe, wie die Spaltlampe lehrt, nicht weit nach hinten zu reichen pflegen, sondern nach hinten sehr bald wieder von bogenförmigen, aber im übrigen normalen Glaskörperfasern begrenzt erscheinen.

Ausdrücklich sei bemerkt, daß alle diejenigen Fälle, welche solche Fädenkomplexe zeigten, ophthalmoskopisch keinerlei Veränderungen des Augengrundes oder des Glaskörpers erkennen ließen[1]).

Der Reichtum von Fäden im Bereiche der Komplexe spricht ferner dafür, daß diese Fäden wohl zum Teil auf nicht differenzierte Glaskörperfasern, zum Teil auf völlig verödete embryonale Gefäßreste zurückzuführen sind, und das letztere um so mehr, als auch hier und da die Fäden beim Übergange in dem Glaskörper mit dieser oder jener Glaskörperfaser in Beziehung zu treten, resp. auch ganz in diese überzugehen scheinen. Vor dem Übergange werden sie dann äußerst fein.

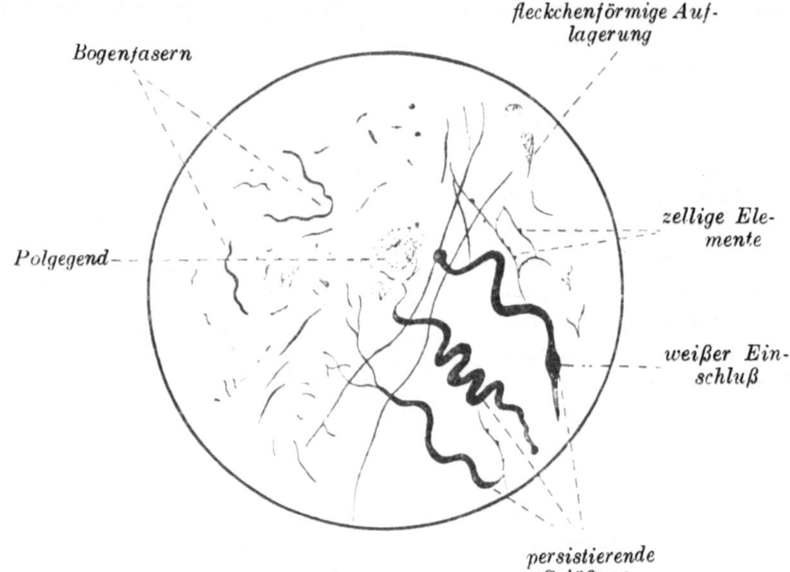

Abb. 9. Persistierende Gefäßreste der hinteren Linsenkapsel.

Mit allen den genannten angeborenen Bildungen kombinieren sich nun häufig die Überreste des fötalen Gefäßsystems der Tunica vasculosa lentis resp. der Membrana capsularis.

Hier handelt es sich zum Unterschied gegenüber den meisten der oben besprochenen angeborenen Auflagerungen nur in Ausnahmefällen um eine feste und totale Fixation der betreffenden Gebilde auf der hinteren Linsenkapsel, vielmehr um nur eine teilweise Befestigung, so daß der übrige Teil des Gebildes entweder nach hinten abgeht und dort frei im Grenzraume pendelt oder im, resp. am Glaskörper befestigt ist und mit ihm in irgendeinem Zusammenhange steht.

[1]) Speziell konnte eine Retinafalte, die sich in dem Bereich des Defektes im Glaskörper hinein erstreckte (v. Heß), in keinem Falle nachgewiesen werden.

So können wir (Schema 9) eigentümlich wurstähnliche oder spiralförmige, meist frei nach hinten zu pendelnde grauliche und oft leicht gekörnte drehrunde zarteste Stränge von einem Kaliber, das meistens um ein vielfaches stärker ist als das der stärkeren Fäden, zu sehen bekommen, deren oberes Ende entweder solitär oder in mehreren Verzweigungen an der Linsenkapsel festgeheftet ist. Bei solitärem Übergange kann eine kurze diffuse Verbreiterung des Gebildes sichtbar sein, während bei vorheriger Auflösung des drehrunden Stranges in mehrere Verzweigungen die letzteren ebenfalls sich leicht verbreiternd mehr oder weniger diffus in die Hinterkapsel rein als solche oder — was die Regel ist — in diese oder jene der früher beschriebenen flächen-, netz- oder faserförmigen physiologischen Auflagerungen übergehen.

Wie schon angedeutet, entspringen die Gebilde nicht nur in der Polgegend, sondern sind mitunter auch nach innen oder innen-unten zu der Linsenkapsel in der besprochenen Weise angeheftet. Auch nach oben vom hinteren Pol haben wir die Insertion beobachtet. Oft finden sich auch mehrere, dann meist viel kürzere drehrunde Gebilde, die entweder durch Verzweigungen auf der hinteren Kapsel zusammenhängen oder jedes für sich frei nach hinten abgehen und dort, teils frei, teils spiralig gekrümmt, genau wie die oben zuerst genannten, endigen können.

In der Nähe der Insertionsstelle sieht man auf der Kapsel gar nicht selten die Fortsätze der drehrunden Gebilde in Form zahlreicher graulicher Wülste auf eine größere Strecke hin der Kapsel angeheftet, durch welche Eigenschaft sie sich deutlich von allen früher beschriebenen Auflagerungen unterscheiden. Im weiteren Verlaufe gehen sie aber meist in solche verschieden geformte Auflagerungen über. Auch mit den beschriebenen angeborenen Fäden können sie in mannigfachster Weise in Verbindung treten (vgl. Schema 9), ferner auch einmal in selteneren Fällen mit vereinzelten weißlichen und zelligen Elementen. Manchmal sind sie der hinteren Linsenkapsel auch zweimal oder mehrmals angeheftet, so daß sie erst auf eine kürzere oder längere Strecke hin mit ihr verlötet erscheinen, dann in einem nach hinten konvexen flacheren oder steileren Bogen abgehen und schließlich wieder auf die Kapsel zurücklaufen, resp. auf derselben weiterziehen.

Bisweilen zeigen die freien und hängenden Enden eine leichte grauliche knopfförmige Verdickung, in anderen Fällen laufen sie verjüngt in eine Spitze aus, wieder in anderen Fällen sind sie mehr länglich oder keulenförmig gestaltet. Auf ihrem Verlaufe können sie sich auch ampullenartig erweitern und auch einmal ein flaschenförmiges reinweißes Körperchen, ähnlich den früher beschriebenen, enthalten, resp. innig mit einem solchen daselbst zusammenhängen, wie auch die Abb. 8 zeigt. Auch „echte“ Verschlingungen in sich selbst, also weitgeschlungene Knotenbildungen, sah ich in einem Falle.

Aber auch ohne daß das freie Ende direkt sichtbar ist, kann aus den starken Pendelbewegungen bei geringen Blickwechseln geschlossen werden, daß die eine Endigung wirklich frei erfolgt. Vor allem ziehen solche „vermuteten" freien Enden im Bereiche des inneren unteren Quadranten hinter die Linsenperipherie. Ist die Mitbewegung sehr schwach, so ist wohl eine Fixation in der Gegend der Ora serrata oder des Ciliarkörpers wahrscheinlich, wenn das Gebilde nicht in den Glaskörper oder auf seine vordere Grenzschichte selbst übergeht.

Daß auch außerhalb der hinteren Polzone und des inneren unteren Quadranten Anheftestellen der Gebilde vorkommen können, erscheint a priori nicht unmöglich. Nur in zwei Fällen sahen wir Abgang der Bildungen nach oben, bzw. nach außen von der Polgegend.

Erwähnt soll noch werden, daß auch Doppelgebilde dieser Art in der Polgegend oder nach innen und unten davon beobachtet werden. Diese Beobachtung ist so recht geeignet, unsere Vermutung, daß es sich bei allen diesen Gebilden um persistierende, aber nicht mehr blutführende Gefäße handelt, zu stützen. Man könnte bei den Doppelgebilden wohl annehmen, daß das eine Gebilde die Arterie, das andere die Vene war, während wir sonst diese Frage bei den oben genannten einzelnen Gefäßen nicht sicher entscheiden können. Es ist wohl zweifellos, daß wir in den drehrunden Gebilden die persistierenden embryonalen, aber blutlosen Gefäße der Tunica vasculosa lentis und ihrer feinsten Verzweigungen vor uns sehen, die auf der hinteren Kapsel zum Teil in gewisse Beziehungen mit dort befindlichen vielleicht auch epithelogenen Gebilden und Auflagerungen treten können.

Mitten im Glaskörper und ohne sichtbaren Zusammenhang mit der hinteren Linsenkapsel sahen wir die Gefäßreste in zwei Fällen. Bei dem einen 30 jährigen Patienten mit Emmetropie und im übrigen klinisch völlig normalen Befund fand sich auf dem rechten Auge nasal im Glaskörper ein spiralig gedrehtes blaßgraues Gebilde von ziemlich starkem Kaliber und derselben Beschaffenheit wie die an der hinteren Linsenkapsel beschriebenen Gebilde der gleichen Art. Das Gebilde kam von nasal her aus der Tiefe der nasalen Glaskörperschichten und verlor sich in der Mitte des Glaskörpers.

Offenbar handelte es sich hier um ein stärkeres embryonales Gefäß aus der Gegend der früheren Augenspalte. Mit einer eigentlichen persistierenden Arteria oder Vena hyaloidea hatte es sicher nichts zu tun. Weder auf der hinteren Linsenkapsel noch in der Glaskörpergrenzschicht fanden sich irgendwelche weitere darauf hindeutende Besonderheiten.

Ein zweiter klinisch sonst ähnlicher Fall bot an der Spaltlampe auf dem rechten Auge Reste des perilenticulären Fasernetzes mit vielen Zellen. Im Inneren der Glaskörperfaserung zeigte sich nasal unten ein persistierendes kleines blutleeres Gefäß ohne Zusammenhang mit der hinteren Kapsel. Däs Gefäß ist leicht geschlängelt, nicht weiter verzweigt und verliert sich im Innern des Glaskörpers in horizontaler Richtung.

Bei allen den von uns vorhin beschriebenen Gefäßresten ist schwer zu sagen, welche von diesen Gefäßen als der Überreste der eigentlichen Vasa hyaloidea aufzufassen sind und welche nicht. Viel hat die Wahrscheinlichkeit für sich, daß wir vor allem bei denjenigen Gefäßen, die in der Polgegend inserieren, an die Vasa hyaloidea zu denken haben und zwar vor allem dann, wenn hier abgehende Gefäßreste nach hinten und in den Glaskörper hineinverlaufen, resp. in seiner vorderen Grenzschicht endigen. Dagegen gehören wohl die mehr im Gebiete des inneren unteren Quadranten der Linsenkapsel anzutreffenden Gebilde dieser Art mehr dem gröberen Gefäßsysteme der Tunica vasculosa lentis an.

Der Verlauf eines solchen, mit dem Glaskörper in Beziehung tretenden und deshalb wahrscheinlich als eines der Vasa hyaloidea aufzufassenden Gefäßrestes ist dann der, daß das Gebilde durch den Grenzraum entweder leicht nach unten gewellt oder mit einer größeren nach dort hängenden Schlinge zur Grenzschicht verläuft und sich solitär oder auch kurz verzweigend an einer dichteren Stelle des oberflächlichen Fasernetzes anheftet. Mitunter endet er auch an der Grenzschicht mit einer kleinen graulichen und knopfförmigen Anschwellung, und zwar mitten an einer Faser oder Netzmasche resp. an einem Knotenpunkte des Netzes. Auf dem Verlaufe dahin kann der Gefäßrest auch korkzieherähnlich gewunden sein. Endet er verzweigt an der Glaskörperoberfläche, so werden die Zweige je nach ihrer Anzahl immer dünner, bis die feinsten sich schließlich fast unsichtbar dieser oder jener Glaskörperfaser anzuheften scheinen. Die Verzweigung an dieser Stelle ist aber selten. Auch mehrere Gefäßreste, teils verzweigt anastomosierend, teils verschlungen, teils parallel oder bogenförmig nebeneinander verlaufend, kommen vor.

Die Festheftung eines solchen Gefäßes an einer der Polgegend ungefähr gegenüberliegenden Stelle der Grenzschicht war sehr gut bei einem 30jährigen Soldaten mit sonst normalem Augenbefunde zu sehen. Beiderseits ging vom hinteren Linsenpole, der daselbst in seiner unmittelbar unter der Kapsel gelegenen Corticalis sich leicht kataraktös getrübt zeigte, ein vielfach gewundenes und geschlängeltes, sich sanft ringelndes drehrundes Gebilde ab, das sich mit leichtem Bogen nach unten pendelnd durch den Grenzraum schwang und gegenüber dem Linsenpole sich an einer breiten Querfaser des Glaskörpers mit graulicher knopfförmiger Verdickung anheftete, ohne irgendwelche Spur einer Fortsetzung, eines kanalartigen Hohlraumes oder ähnlichem im Bereiche der hinter der Grenzschicht befindlichen Glaskörperlagen zu zeigen.

Auf dem anderen Auge verzweigte sich das Gebilde außer der knopfförmig verdickten Hautendung, und einige sekundäre zarte Verzweigungen schienen in diese oder jene der zunächstgelegenen Glaskörperoberflächenfasern unmittelbar überzugehen. Auch hier zeigte sich sonst nirgends die Spur einer Glaskörperfortsetzung.

Noch einige solche Gefäßrestverläufe konnten wir beobachten. Bei keinem zeigte sich eine Fortsetzung in den Glaskörper, noch der Rest eines Canalis Cloqueti. Auch ophthalmoskopisch fanden sich niemals Reste der Vasa hyaloidea.

Jedenfalls scheint der beschriebene Verlauf dieser Reste der Vasa hyaloidea ziemlich selten zu sein im Gegensatz zu den einfachen Gefäßresten der Tunica vasculosa lentis.

Bekanntlich soll nun beim Wachstum des embryonalen Bulbus schließlich ein „Abreißen" des verödenden Gefäßstranges zwischen Papille und hinterer Linsenkapsel eintreten. Dieses Abreißen kann nach v. Reuß und Saemisch entweder hinten an der Papille vor sich gehen oder auch an der hinteren Linsenkapsel resp. an beliebiger Stelle (Unterharnscheidt).

Dementsprechend würden sowohl die von uns zuletzt angeführten Fälle als auch solche, bei denen eine Fortsetzung der Gefäßreste in den Glaskörper hinein an der Spaltlampe verfolgbar ist, zu der zweiten Gruppe dieser Art gehören.

Eine Fortsetzung der Gefäßreste in den Glaskörper hinein und damit, wie in den Fällen von Bentsen, Canque, Killick, Warlomont u. a., wirklich persistierende Reste der Vasa hyaloidea — wenn auch nicht blutführend wie in den Fällen von Bayer, Fuchs, Gardiner Hillers, Kipp u. a. —, sondern als strangähnliches und obliteriertes Gebilde wie in den Fällen von Bock, Manz u. a. sahen wir an der Nernstspaltlampe bis jetzt in folgenden Fällen.

Otto K., 20 Jahre.
R. A.: Visus und ophthalmoskopisch normal.
An der Spaltlampe keine Besonderheiten.
L. A.: Visus $^5/_7$ E.

An der Spaltlampe zeigt sich in der Mitte der hinteren Kapsel eine dichte weiße kegelförmige Auflagerung. Von dieser gehen sternförmig weiße Streifen ab, die in der hinteren Kapsel verlaufen. Von dem weißen Knoten aus geht ein Strang durch die vordere Hälfte des Glaskörpers hindurch und — wie der Augenspiegel lehrte — bis zur Papille. Diese selbst ist nicht sichtbar. Nur eine halbmondförmige weiße Stelle ist zu sehen, vor der sich ein Strang befindet. Der übrige Hintergrund ist normal.

Der Glaskörper selbst zeigt an der Spaltlampe keine weiteren Besonderheiten.

In diesem Falle' war also als Besonderheit noch die kegelförmige weißliche Auflagerung zu sehen, an die sich der Strang anheftete, ein Verhalten, das auch bei dem weiteren Falle zum Ausdruck kam.

Arno K., 13 Jahre (J.-N. 9458/16), hat von Jugend auf mit dem rechten Auge schlecht gesehen. Im Jahre 1906 wurde er auf diesem Auge „am Schichtstar" operiert.

Visus R. + 10,0 D. = Fgz. $^{1}/_{4}$ m Gl. b. n.
Visus L. — 1,5 D = $^{5}/_{7}$; ophth. o. B.

An der Binokularlupe ist die rechte Hornhaut und Iris ohne Besonderheiten, die Linse fehlt.

An der Spaltlampe zeigt sich die Hinterkapsel noch vorhanden, aber radiär stark gefaltet. Nach temporal geht von ihrer Mitte aus ein dichter weißer Strang, der in ein großes weißes polyedrisches Gebilde von körnig rauher Oberfläche übergeht. Von dem Gebilde gehen wiederum nach hinten radiär dicke weiße Stränge ab nach der Kapselperipherie, dazwischen auch zartere in zonulaähnlicher Anordnung. Nach hinten verläuft ebenfalls von dem weißen Gebilde aus ein zapfenförmiger ziemlich starkkalibriger Strang nach der ophthalmoskopisch nicht sichtbaren Papille zu, von der nur ein konus- oder kolobomähnlicher Aderhautdefekt in der Gegend der Einmündungsstelle des Stranges sichtbar ist.

Auf der Oberfläche der glasigweißen Stränge von der Hinterkapsel zu dem weißen Gebilde und von da zur Papille zeigen sich allerfeinste, mit kurzen arkadenähnlichen Bögen den Strängen aufgelagerte kapillarenähnliche Fädchen, die den Eindruck machen, als handle es sich hier um gleichfalls verödete Vasa vasorum. Im übrigen sind die beiden genannten Hauptstränge sehr glasig körnig und machen fast gerade, wie das besagte weiße Gebilde, einen kataraktiformen Eindruck.

In der nächsten Umgebung der Stränge läßt der Glaskörper keine besonderen Eigentümlichkeiten erkennen, auch sind nirgends in den Gefäßresten Spuren von Blutresten sichtbar.

Erwähnt sei noch, daß der übrige Hintergrund keine weiteren ophthalmoskopischen Besonderheiten bot.

Anhangsweise sei noch angeführt, daß die persistierenden Gefäßreste an der Spaltlampe hie und da ebenfalls Körnchen oder Zellelemente aufgelagert enthielten. Ferner konnten wir auch des öfteren bei diesem oder jenem drehrunden Gebilde, sowohl bei den letztgenannten wie auch bei den früher beschriebenen, Verklebungen mit benachbarten Glaskörperfasern beobachten. Es bleibt dahingestellt, ob dieses Verhalten auf entwicklungsgeschichtlichen protoplasmatischen Kommunikationen beruhte.

Im Anschluß an diese Darlegungen über die angeborenen Anomalien des normalen Glaskörpers und seiner Begrenzungen sei noch derjenigen Glaskörperbilder gedacht, die wir des öfteren speziell bei den höheren Graden der Hyperopie und des hyperopischen Astigmatismus des Auges antreffen können.

Bei diesen Refraktionszuständen finden wir nämlich mit der Gullstrandschen Apparatur auffallend häufig die vor der Besprechung der Vasa hyaloidea geschilderten angeborenen Bildungen vertreten. Schon von ca. 3—4 D Hyperopie ab sind namentlich die bei Aufwirbelung durch Blickwechsel zu erkennenden angeborenen Glaskörperanomalien auffallend häufig anzutreffen, vor allem die oben besprochenen Fädenkomplexe. Und das gilt auch für die fädigen und angeborenen Auflagerungen auf der hinteren Linsenkapsel. Ferner ist noch hervorzuheben, daß auch der Zellreichtum der Glaskörperfäden und auch Fasern ein relativ hoher ist bei den höheren hyperopischen Refraktionsanomalien. Die Längsfaserung kann besonders deutlich bei Hyperopen hervortreten, während die Querfaserung nicht stärker als sonst ausgeprägt und getönt zu sein braucht. Oft erscheinen beide Faserarten etwas geschlängelter als gewöhnlich, doch das ist sehr inkonstant. Dasselbe gilt auch für die Vasa capsularia.

Als durchschnittliches, aber typisches Beispiel für die Glaskörperverhältnisse bei der Hyperopie führe ich aus einem Material von vielen Hunderten dieser Art das folgende an.

Gertrud Sch., 20 Jahre (J.-N. 1862/16).
Visus bds.: + 6,0 D. + 1,5 cyl. 180° = $^5/_{10}$ p.
Ophth.: Bds. normaler Befund.

An der Spaltlampe sind beiderseits auf der hinteren Linsenkapsel kleinste weißliche polyedrische Körperchen zu sehen, die je mit einem Faden der Polgegend der mit zahlreichen faserförmigen Auflagerungen bedeckten hinteren Linsenkapsel anhaften und bei geringfügigsten Augenbewegungen hin und her pendeln. Außerdem sind deutliche drehrunde Gefäßreste sichtbar, die in jedem Auge je einen kleinen feinen spiralig gedrehten runden und graublauen Strang darstellen, der etwas nasal und nach unten vom hinteren Pol abgeht und einen frei im Grenzraume hängenden Bogen bildet, um einer Längsfaser der vorderen Grenzschicht anzuhaften. Eine Fortsetzung in den Glaskörper ist nicht nachweisbar. Der Glaskörper selbst zeigt Balgenstruktur und ein starkes grauliches Hervortreten der Längsfaserung. Auf den erwähnten Fäden und drehrunden Strängen erscheinen viele weißliche Zellen aufgelagert.

Bemerkenswert erscheint noch die Tatsache, daß man bisweilen im hyperopischen Glaskörper etwas mehr freie Pigmentzellen finden kann, als diese daselbst physiologischerweise zu beobachten sind. Vor allem findet man sie dann im Bereiche der durch Aufwirbelung sichtbaren Partien nasal unten. Sehr gern sind sie auf den Fäden der Komplexe daselbst — wenn solche vorhanden — zu finden. Eine sichere Deutung der Erscheinung ist nicht zu geben. Vielleicht ist das Pigment in höher hyperopischen Augen minderwertiger und mangelhafter befestigt als sonst, so daß leichteste Traumen und die physiologische Abnutzung auch hier eine bedeutsame Rolle spielen. Allerdings müßte man dann auch im Glaskörper selbst vermehrtes Pigment erwarten, was aber nur außerordentlich selten zu sein scheint. Vielleicht handelt es sich aber auch schon um fötale Pigmentverlagerungen auf die Gebilde der genannten Gegend.

Sehr schön sah man das geschilderte vermehrte Pigment auf einem rechtsseitigen Fädenkomplexe bei einem 9jährigen Jungen mit + 9,0 D. und $^5/_{20}$ Sehschärfe bds. bei normalem Hintergrundsbefund. Der Glaskörper selbst war von normaler Kreuzstruktur, aber ohne Pigmentspuren.

Bevor wir nun das Kapitel der angeborenen Glaskörperveränderungen abschließen, wollen wir noch anhangsweise an der Hand zweier Beobachtungen über eine wahrscheinlich ebenfalls angeborene Anomalie des

Glaskörpers berichten, für die der Name „angeborene gleichmäßige Punkttrübung des Glaskörpers" vorzuschlagen wäre.

In dem ersten Falle dieser Art handelte es sich um den 18jährigen Rudolf K. (J.-N. 7467/16), der angab, von Jugend auf schlecht gesehen zu haben, sonst aber immer gesund gewesen zu sein.

Visus bds.: $^4/_{15}$ p. E. Gl. b. n.

Gesichtsfeld und ophth. bds. o. B.

An der Spaltlampe zeigt sich beiderseits der Glaskörper von normaler Kreuzstruktur. In der Querfaserung sind zahllose Fasern sichtbar, die schon bei 86facher, noch deutlicher aber bei 108facher Linearvergrößerung eine Durchsetzung der im übrigen etwas graulich-undurchsichtiger erscheinenden Fasern mit allerfeinsten weißlichen gerade noch differenzierbaren Pünktchen erkennen lassen. Die Längsfaserung tritt ebenfalls vielleicht graulicher als sonst hervor, läßt aber die Pünktchen nur hier und da vereinzelt erkennen. Die genannten Pünktchen sind vor allem in den oberflächlichsten Glaskörperschichten ausgesprochen, doch auch in den mittleren Glaskörperpartien allenthalben noch nachweisbar. Vor allem in der Nähe ihrer Anastomosen sind die Fasern sehr graulich gefärbt, und hier ist auch die Erscheinung der Pünktchentrübung am deutlichsten. Dasselbe Verhalten sieht man auch in der vorderen Grenzschicht.

Im Glaskörper finden sich sonst nur relativ wenige Fädenbildungen, ebenso im Grenzraume und an der hinteren Linsenkapsel.

Die Linse ist beiderseits ohne Besonderheiten.

Der zweite Fall betraf den 47jährigen Heinrich K. Dieser hat ebenfalls von Jugend auf schlecht gesehen, und zwar auf dem linken Auge (J.-N. 8631/16).

Visus R.: $^5/_5$ p. E. ophth. o. B.

Visus L.: Fgz. $^1/_4$ m Gl. b. n. Refr. E.

An der Spaltlampe R. normaler Befund.

Dagegen erscheinen L. auf der Linse viele grauliche faserförmige Auflagerungen und einige Gefäßreste als grauliche zarte und drehrunde Stränge, z. T. gewellt und korkzieherartig gedreht, frei im Grenzraume pendelnd.

Der Glaskörper selbst ist von normaler Kreuzstruktur, doch sind hier sowohl die Längs- als auch die Querfasern von etwas graulicherem Aussehen als sonst. Beide Faserarten, aber namentlich die Querfaserung, sind allenthalben von zahllosen feinsten grauweißlichen und eben noch erkennbaren Pünktchen in toto durchsetzt, vor allem in der Nähe der Kreuzungs- und Anastomosenpunkte.

Wollen wir den geschilderten beiden Befunden eine epikritische Deutung geben, so glauben wir in der Anschauung nicht fehlzugehen, daß wir in der Pünktchentrübung des Glaskörpers — da diese offenbar, der Anamnese entsprechend, von Geburt an bestand — ein Analogon zu einer gewissen Gruppe angeborener Linsentrübungen vor uns sehen, die ebenfalls die Fasern von feinsten Trübungspünktchen durchsetzt erkennen lassen[1]). Auch zu den angeborenen bekannten Hornhauttrübungen, wie dem Embryotoxon, scheinen ähnliche Beziehungen zu bestehen, denn wir sahen schon in Mitteilung 5, daß auch hier in der Trübungszone feinste Trübungspünktchen der Lamellen wahrnehmbar sind.

Offenbar handelt es sich in der vorliegenden Erscheinung im sonst

[1]) Betreffs aller Einzelheiten über diese vgl. eine spätere Mitteilung.

normalen Glaskörper um eine angeborene protoplasmatische resp. biologisch-chemische Störung in der Ausbildung der fertigen ectodermalen Glaskörperfasern.

Wichtig erscheint noch die verminderte Gesamtdurchsichtigkeit der Fasern, die, was praktisch bedeutsam ist, offenbar auch ihrerseits den Visus herabsetzt, trotzdem mit dem Lupenspiegel nicht eine Spur von Glaskörpertrübung nachweisbar war. Jedenfalls spricht auch die verminderte Gesamtdurchsichtigkeit der Fasern für eine bereits fötal angelegte Störung.

Mit Körnchenzerfall und ähnlicher Partikelchendurchsetzung einzelner Glaskörperfasern, wie sie unter anderem mikroskopisch-anatomisch beobachtet werden kann (Retzius, Wolfrum), hat die Pünktchentrübung sicher nichts gemein, da die mikroskopisch-anatomische sichtbare Körnchenbildung in dieser oder jener Glaskörperfaser wohl eine Folge der chemischen Behandlung und Konservierung ist und auf die lebende und ausgebildete Glaskörperfaser im Bilde der Nernstspaltlampe nicht ohne weiteres ausgedehnt werden kann.

Bemerken möchte ich noch, daß die Pünktchentrübung des Glaskörpers ebenfalls für eine Entstehung des Glaskörpers aus dem äußeren Keimblatte sprechen dürfte. Wir sahen bisher die Pünktchentrübung vor allem in der Linse bei einigen angeborenen Kataraktformen am schönsten ausgesprochen und nahmen von dieser Tatsache bereits in der unter Anmerkung 1 auf Seite 8 zitierten Arbeit Notiz. Da nämlich die Linse epithelogen entstanden ist und der Pünktchentrübung fähig sich zeigt, so bringt uns ein Analogieschluß auf die gleiche Erscheinung des Glaskörpers schon allein und unwillkürlich zu dem Schlusse, daß, wenn der Glaskörper einer der entsprechenden Linsentrübung so durchaus gleichen Veränderung fähig ist, auch er seine Entstehung aus epithelogenem Gewebe nehmen dürfte.

4. Nicht eigentlich pathologische Veränderungen des Glaskörpers und seiner Begrenzungen.

Bei der Flüssigkeit der Grenze zwischen normaler und pathologischer Beschaffenheit des Glaskörpers wollen wir nun noch zwei besondere Bilder schildern, und das ist einmal die senile Glaskörperveränderung und andererseits die Synchisis scintillans.

a) Das Verhalten des Glaskörpers im höheren Alter.

In den höheren Lebensjahren, deren genauerer Zeitbeginn recht verschieden sein kann, indem man bei dem einen Individuum schon von der Mitte der 30er Jahre an, bei anderen wiederum Ende der 40er oder gar Ende der 50er den Beginn von Altersveränderungen festzustellen vermag, zeigt sich uns zunächst an der hinteren Kapsel das uns bekannte eigentümlich wellige Relief häufig um vieles deutlicher ausgeprägt. Die Tiefen der Täler nehmen zu, die Kämme treten mehr hervor, und ihr zierliches Netzwerk wird deutlicher sichtbar, vor allem in der Peripherie. Die Richtung der Rillen und Täler bleibt im allgemeinen dieselbe wie in den jüngeren Jahren, vielleicht zeigt aber die Länge der Gebilde eine gewisse Zunahme, wenn auch nicht konstant. Auch der sonst so zarte grauliche Ton der hinteren Kapsel als solcher wird entschieden graulicher, vor allem in der Polgegend, welche selbst etwas rauher und körniger hervortreten kann. Ferner beobachtet man nicht selten eine Zunahme der oben als vereinzelte dunkle Figuren bezeichneten Felderungen, vor allem in der weiteren Umgebung des Pols.

Des weiteren sind, abgesehen von kataraktösen und sklerotischen Veränderungen der Linsenfasern, die nicht hierher gehören, noch vereinzelte Einlagerungen von Cholesterinkrystallen in der hinteren Kapsel resp. unmittelbar unter ihr zu erwähnen. Bekanntlich kommt ja Cholesterin in jeder normalen Linse vor, vor allem bei kataraktösen Prozessen. Speziell in resp. unmittelbar unter der hinteren Kapsel zeigt es sich an der Spaltlampe häufig bei älteren Personen als grünlichschillernde, polygonale Krystallplättchen. Bei leichten Oszillationen des Spaltarmes fluorescieren die Gebilde in seltsam goldgrünem Lichte. Die Größe der Krystalle ist recht verschieden. Die Plättchen kommen meist vereinzelt in der Polgegend oder auch in der engeren und weiteren Nachbarschaft des Poles zur Wahrnehmung, in der Linsenperipherie sind sie seltener. Nur selten findet man ferner mehrere nebeneinander.

Die physiologischen graulichen Auflagerungen treten in höheren Jahren, je nach Durchsichtigkeit der sklerosierten oder kataraktösen Linse, weniger deutlich, aber entschieden graulicher hervor. Die zelligen Elemente können leicht vermehrt erscheinen, meist in der unteren Hälfte der Kapsel und in der Gegend des Pols, weil offenbar dort die rauhesten Niederlassungsflächen der Hinterkapsel zu finden sind. So finden sich hier und unter dieser Gegend mitunter vermehrte Pigmentzellen oder deren Trümmer, ferner, aber noch viel seltener, auch einmal weißliche Zellelemente. Das gilt auch für daselbst mitunter zu beobachtende Blutzellen, die als kleinste hellrote Scheiben dort auftreten können. Meist wandeln sie sich aber bald in Hämosiderin und Hämatoidin um. Namentlich das letztere erscheint dann als gelbrote unregelmäßig-rhombische Täfelchen oder Plättchen von ziemlicher Größe, jedenfalls um vieles größer als die roten und weißen Blutzellen. Betreffs der Herkunft dieser Gebilde müssen wir namentlich im höheren Alter an Kopftraumen und arteriosklerotische Prozesse des Ciliarkörpers denken. Meistens findet man auch ophthalmoskopisch in solchen Fällen auf Arteriosklerose hindeutende physiologische Altersveränderungen des Augenhintergrundes.

Während nun die übrigen Auflagerungen auf der hinteren Linsenkapsel und vor allem alle diejenigen Bildungen, die wir im Bereiche des Grenzraumes kennenlernten, im höheren Alter keine besonderen weiteren Eigentümlichkeiten zu bieten pflegen, so ist betreffs des Grenzraumes noch hervorzuheben, daß dieser in fortgeschritteneren Jahren sehr gern eine deutliche Zunahme seines scheinbaren Tiefendurchmessers erkennen läßt, wenn auch dieses Verhalten individuell recht zu schwanken scheint.

Die vordere Grenzschicht des Glaskörpers läßt im höheren Alter in vielen Fällen bestimmte Veränderungen ihrer Architektur, ihres Reliefs, ihrer Konfiguration der Fasern und des Bildes der Fasern selbst erkennen. So können einmal die das Maschennetz dieser Gegend bildenden Fasern, sowohl die Querfasern als auch die Längsfasern, entschieden graulicher gefärbt erscheinen als in jüngeren Jahren. Mit dieser stärkeren Graufärbung geht ferner öfters eine gewisse stärkere Unregelmäßigkeit der sonst mehr parallelen Faserkonturen einher, so daß die einzelne Faser als solche recht unregelmäßig konfiguriert erscheinen kann. Bisweilen ist dies Verhalten so ausgeprägt, daß manche Fasern gar nicht mehr als Fasern, sondern als akanthusblattähnliche Gebilde erscheinen, die fingerförmige, grobe und sehr unregelmäßig konturierte Fortsätze und Anastomosen zur Nachbarschaft entsenden. Außerdem schlängeln sich die Fasern in ganzer Länge etwas mehr und zeigen sehr gern eine stärker oder schwächer ausgebildete leichte Achsendrehung, was vor allem an den Längsfasern beobachtet wird. Nicht die Fasergruppen als solche zeigen hier dann gewöhnlich die Achsendrehung, wie das ja in jüngeren Jahren der Fall sein kann, sondern die einzelne Faser wird von einer leichten mehr oder weniger ausgeprägten Achsendrehung betroffen. Die Querfaserung betrifft eine solche Veränderung kaum oder seltener.

Dabei können die einzelnen Fasergruppen resp. Faserbündel ihren physiologischen Zusammenhang in wechselndem Maße verlieren, die Lücken sich verbreitern und mehr die einzelne Faser als solche hervortreten, vor allem in den tieferen Glaskörperschichten.

Die einzelnen Fasern, als solche betrachtet, lassen schon im Bereiche der Grenzschicht in höheren Jahren vielfach bestimmte Veränderungen erkennen. Die beschriebene unregelmäßige Konfiguration der einzelnen Fasern kann nämlich weiterhin zunehmen, im Protoplasma der Faser aber ein körniger Zerfallsprozeß feinster und gerade noch erkenntlicher Art auftreten. Bei fortschreitendem Zerfalle wird die Faser wieder schmäler, nähert sich mehr und mehr einer drehrunden, oft geradezu strangartigen Form und die Anastomosen mit benachbarten Gebilden schwinden zum Teil, vor allem mit den Querfasern, während die Anastomosen mit den Längsfasern sich im allgemeinen noch länger zu erhalten scheinen. An den Querfasern ist das Verhalten entschieden seltner und später wahrzunehmen. Diese behalten mithin viel länger ihr früheres Aussehen, wenn auch ein gewisses „Ergrauen“ ihres Protoplasmas unverkennbar ist. Dann können aber auch hier ähnliche Vorgänge einsetzen, ihre Anastomosen schwinden und die Lücken zwischen den einzelnen Fasern und Faserbündeln treten deutlicher und breiter in Erscheinung. Die Folge dieses Rarefikationsprozesses ist ein Unregelmäßigwerden des Netzmaschenwerkes. An einzelnen Stellen konfluieren die Maschen und es treten, da an diesem Prozesse sich auch sehr bald die dahinter gelegenen Glaskörperschichten zu beteiligen pflegen, größere und kleinere optisch leere Hohlräume oder Spalten in den vordersten Glaskörperschichten auf. In vielen anderen Fällen wiederum kann die stärker graulich gefärbte vordere Grenzschicht etwas dichter und pseudomembranartiger erscheinen, während die dahinter gelegenen Glaskörperpartien die besprochenen Veränderungen erkennen lassen.

Was nun speziell die tieferen und tiefsten Glaskörperlagen, die an der Spaltlampe noch erkenntlich sind, anbelangt, so wird auch hier von der stärkeren Graufärbung[1]) und dem geschilderten Prozesse der physiologischen „Altersdestruktion“[1]) des Glaskörpers vor allem und zunächst die Längsfaserung betroffen, speziell die nach hinten in den Glaskörper einstrahlenden Längsfasern und Fasergruppen, die ja durch querverlaufende Faserpartien, wie wir sahen, meist allenthalben getrennt sind. Die Fasern werden auch hier mehr einzeln oder bündelweise unregelmäßig konturiert und konfiguriert, graulicher und ihre Anastomosen schwinden infolge dieses Rarefikationsprozesses, vor allem die Anastomosen mit der Querfaserung, während die Längsfasern untereinander scheinbar etwas länger ihren physiologischen Zusammenhang zu bewahren scheinen. Die Fasern verlieren hier noch deutlicher und ausgesprochener als in der Grenzschicht ihre bandförmige Begrenzung und werden noch runder und körniger. Ihr Protoplasma läßt dann diese Körnelung ebenfalls als ziemlich diffuse feinste Granulierung resp. Rauhigkeit erkennen. Mitunter fehlt aber wieder jede Spur einer solchen Rauhigkeit und das grauliche, gewissermaßen „sklerotischere“ Aussehen macht sich dafür geltend.

Unter Schwund der Anastomosen können so mehrere Längsfasern, in geringerem Maße wohl auch die Querfasern, mehr oder weniger deutlich „zusammensintern“. Die Anastomosen, die zugrunde gehen, verschwin-

---

[1]) Diese stärkere Graufärbung kann mitunter in einer unter der Grenzschicht gelegenen Lamellenlage zuerst und ausschließlich längere Zeit deutlich werden, wodurch das auf S. 32 erwähnte Bild der „Pseudogrenzschicht“ mit Vorliebe in höheren Jahren entsteht. Später verfärben sich dann die übrigen Partien und das Bild verwischt sich mehr und mehr.

den entweder spurlos oder man sieht noch ihre Reste an den Fasern in Gestalt körniger, aber wohl niemals aufgefaserter Fortsätze. So kann schließlich ein rundlicher weißgrauer Strang verschiedensten Kalibers resultieren, je nach der Anzahl der ihn zusammensetzenden Fasern. Nur hier und da zeigt ein solcher Strang dann noch seine Entstehung in Form von mehreren rundlichen und an diesem oder jenem Strangende divergierenden feineren Gebilde dieser Art. Im weiteren Verlaufe können dann solche rundliche, strangartig gewordenen Fasern in noch gut erhaltene grauliche Faserpartien übergehen. Nur in selteren Fällen beobachtet man, daß bei der Strangbildung die meisten Anastomosen erhalten bleiben und eine ganze Fasergruppe harmonikaartig mit ihren Anastomosen zusammenklappt und zu einem Strange unter mehr oder weniger deutlicher sklerotischer Graufärbung und Körnelung übergeht. War die Entstehung nun so oder so, schließlich erscheint eine ganze Fasergruppe resp. ein Faserbündel in einem solchen drehrunden Strang aufgegangen, der noch Reste zerfallenden Faserprotoplasmas in Form zahlreicher Körnchen und Detritusmassen auf seiner ziemlich undurchsichtigen Oberfläche aufgelagert erkennen lassen kann[1]). Hier und da löst sich dann schließlich mehr oder weniger auch der Zusammenhang mit der Querfaserung. Diese kann sozusagen zurücksinken und infolge ihres diffusen Haltverlustes nur noch vereinzelt ihre früheren regelmäßig angeordneten Fasern und Fasergruppen zeigen, die an einzelnen Punkten noch inniger mit der Längsfaserung zusammenhängen.

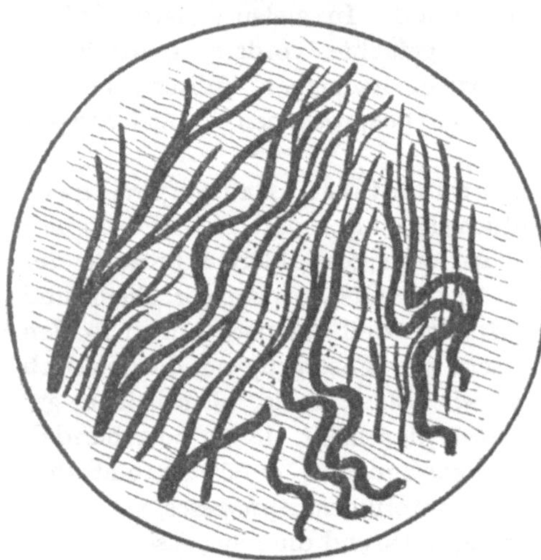

Abb. 10. Altersdestruktion.

Es resultiert dann ein Bild, wie es in Schema 10 dargestellt ist. Wir sehen dort zahlreiche, teils noch angedeutet bandartige, teils schon rundliche, sklerotische und zusammengesinterte Faserpartien, die hier

[1]) Ich habe in den mittleren und höheren Jahren mitunter derartig lange und den Glaskörper diametral durchsetzende Strangbildungen gesehen, daß solche Gebilde zuerst gewissermaßen den Eindruck richtiger „Riesenfasern“ machten; sie können auch trotz relativ gesunder Umgebung vereinzelt auftreten.

und da noch mit Teilen der ebenfalls schon in Auflösung begriffenen Querfaserung zusammenhängen. Das Bild wird schließlich so kompliziert und formenreich, daß es in reiner Architektur nur durch die genaue Kenntnis der normalen Struktur des Glaskörpers zu verstehen ist.

Die weit fortgeschrittenen Fälle solcher Alterssklerose und Altersdestruktion des Glaskörpers sind immerhin selten. Meist wird man gemischte Bilder finden, d. h. Glaskörper, die zum Teil noch normal, zum Teil schon mehr oder weniger graulich getrübte Partien erkennen lassen und bei denen der beschriebene Zerfall in den verschiedensten Stadien sichtbar sein kann[1]).

Auch in den mit der Spaltlampe gerade noch erreichbaren größten Tiefen des Glaskörpers ist das Bild analog. Hier sieht man nicht selten dann mehr oder weniger bereits destruierte Faserteile, die an der einen Stelle noch bandförmig erscheinen, an anderen schon drehrund wurden oder mit benachbarten zusammenschmolzen. Sie haben dann auch oft schon ihren Halt im übrigen Glaskörpergerüste resp. in der Peripherie eingebüßt oder sind nur noch einseitig in der früheren Weise fixiert. Das andere Ende kann auch frei erscheinen und ist dann oft hakenförmig oder spiralig gekrümmt im benachbarten Glaskörpergewebe irgendwo sekundär fixiert oder ganz freipendelnd zu sehen. An den freien Endstrecken finden sich dann häufig schollige oder körnige Fasertrümmer und Faserpartikel aufgelagert. Oder die freien Enden sind sekundär mit echten fädigen Elementen in Beziehung getreten und mit diesen in dieser oder jener Weise verklebt zu beobachten. Ja, auch scharf umbiegende, direkt „rückläufige Altersfasern" können hier vorkommen und sogar echte oder unechte Schlingen bilden, die letzteren dadurch, daß sie Anschluß an bogenförmig verlaufende echte Fäden gewannen. Alle diese altersveränderten Fasern können hier und da ihre Seitenanastomosen noch in deutlicherer oder weniger deutlich ausgesprochener ähnlicher Veränderung erkennen lassen oder bereits von diesen völlig entblößt erscheinen, also so gut wie unverzweigt sein. Mitunter lagern sie sich auch kongenitalen weißlichen Einschlüssen an, zerfallen teilweise, umgreifen vereinzelt die Einschlüsse und können so zu spinnenähnlichen Gebilden Veranlassung geben (Schema 9), indem dann die abgetrennten Enden sich grob auffasern. Namentlich bei Aufwirbelung durch Blickwechsel werden dann solche Gebilde deutlich. Sie sind auch, eben weil sie frei erscheinen können infolge des Zusammenhangsverlustes mit der Nachbarschaft, einer gewissen Ortsveränderung fähig und dürften sehr wohl als im höheren Alter auftretende Glaskörper-

[1]) Mit den entoptisch wahrnehmbaren Mouches volantes, die nach Bardon-Cooper in die hintersten Glaskörperschichten zu lokalisieren sind, haben solche Elemente nichts zu tun.

trübungen ohne weiteren klinischen Befund dem Patienten zum Bewußtsein kommen.

Die Loslösung dieser Gebilde von ihrer Nachbarschaft erfolgt wohl einfach durch Zerfall ihrer Verbindungen mit angeborenen Fäden und Fasern der beiden Fasergruppen. Der Zerfall der Fäden, der zwar viel seltener ist, dokumentiert sich durch eine stärkere körnige Besetzung und Durchsetzung ihrer Substanz. Ist der Prozeß weit genug fortgeschritten, zerfällt offenbar der Faden in beliebiger Weise. Freie degenerierende Fasern oder Zerfallsprodukte sind normalerweise im alternden Glaskörper nicht zu sehen und kommen wohl auch nicht in ihm als frei umherschwimmende Partikel zur Wahrnehmung.

Ob die bisweilen im höheren Alter zu beobachtenden Glaskörpertrübungen ohne weiteren klinischen Befund durch die oben beschriebenen einfachen Zerfalls- und Trübungsprozesse der Glaskörperfasern erklärt werden können, steht dahin. Nach unseren Erfahrungen dürfte es nicht der Fall sein, denn in vielen von den Fällen, die im höheren Alter den Glaskörper in der beschriebenen Weise verändert zeigten, waren weder subjektiv für den Patienten noch objektiv mit dem Lupenspiegel außer an der Spaltlampe solche Trübungen wahrnehmbar. Näheres hierüber wird bei der Glaskörperpathologie zu erörtern sein, weil bei stärkeren, mit dem Lupenspiegel wahrnehmbaren Trübungen bereits die Grenze zum Pathologischen überschritten sein dürfte.

Als Beispiel für solche Glaskörpertrübungen ohne weiteren klinischen Befund sei nur dieser Fall herausgegriffen:

Karl Sch., 60 Jahr (J.-N. 6201/16) klagt seit einigen Jahren beiderseits über „schwimmende Punkte vor den Augen". Bisweilen sollen auch „richtige Fetzen" aufgetreten sein.

Der Befund ergibt:

Visus bds. $^5/_{10}$ p. E.

Ophth. völlig normaler Befund, nur mit dem Lupenspiegel sieht man beiderseits einige ganz feine Punkte und Fäserchen durch das Gesichtsfeld wandern.

An der Spaltlampe findet sich beiderseits eine völlige Altersdestruktion des Glaskörpers mit einzelnen übriggebliebenen scheinbar noch normalen, aber bereits mehr oder minder graulicher getrübten Faserpartien. Viele Elemente der Längsfaserung bilden richtige Stränge und zeigen hier und da Reste von Seitenanstomosen in Gestalt einzelner Faserstümpfe. Viele graulich stark getrübte Längs- und Querfasern sind auch frei sichtbar, z. T. mit weißlichen Körnchen durchsetzt und beladen. Es finden sich keinerlei Zellinfiltrationen, keine besonders zu erwähnenden angeborenen Anomalien außer einigen kleinen Einschlüssen, die spinnenartig mit Resten von Fäden und Glaskörperfasern zusammenhängen.

Anhangsweise sei noch hervorgehoben, daß im höheren Alter die gesamte Glaskörperfaserung sich sehr gern außer ihrem stärker graulichen Hervortreten ausgesprochener schlängeln kann. Auch Achsendrehungen der unterhalb des „Ruhegesichtsfelds" befindlichen durch Aufwirbelung sichtbaren Faserpartien seien hervorgehoben. Mitunter können solche Fasern auch geradezu einen Zickzackkurs erkennen lassen. Allerdings kommt der letztere mitunter auch im Ruhegesichtsfeld zur Beobachtung und ist wohl außer einem Verluste zahlreicher Seitenanastomosen auch durch den Verlust der einen Endinsertion und dadurch bedingtes Zurückschnurren der Fasern zu erklären.

Zellige Elemente, vor allem weißliche Zellen, findet man im höheren Alter kaum häufiger im Glaskörper als in jüngeren Jahren. Mit Faserdetritus oder Zerfallspartikeln destruierter Fäden dürfen sie nicht verwechselt werden. Denn diese können ebenfalls allenthalben als verschieden feine Partikel bis zur Staubkonsistenz sowohl im Gerüstewerke als auch im Inneren der Maschen oder verbreiterten Spalträume sichtbar werden.

Wie im höheren Alter auch dunkelbraune Pigmentzellen in vermehrter Menge auftreten können, so gilt das auch für vereinzelte Blutzellen von roter Farbe, also Erythrocyten. Häufig kommt auch der Blutfarbstoff selbst in den geschilderten Erscheinungsformen zur Wahrnehmung, vor allem in den unteren Glaskörperpartien. Dort sitzen dann die roten Blutzellen oder, was häufiger ist, die Hämatoidinkrystalle hier und da im Gerüstwerk verstreut, doch stets nur äußerst vereinzelt. Sie bilden dann länglich-rhombische braunrote Täfelchen von ungefähr der vierfachen Größe einer Pigmentzelle.

Bemerken wollen wir noch, daß die infolge des Altersdestruktionsprozesses mitunter oft verbreitert und vergrößert erscheinenden Lücken und Spalten im Inneren des Glaskörpergerüstwerkes sich scheinbar so tief fortsetzen können, daß die Spaltlampe den „Grund“ der Spaltbildungen nicht mehr aufzulösen vermag, sondern der Spalt daselbst tatsächlich leer und optisch völlig dunkel erscheinen kann. Die Spaltbildungen können konfluieren und schließlich zu so großen Defekten im Glaskörper führen, daß der letztere in seltenen Fällen geradezu in mehrere Teile zerlegt wird, die dann nur noch durch vereinzelte degenerierte Faserstränge oder Fäden verbunden sind. Auch hier nähern wir uns den pathologischen Zuständen resp. gleiten unbemerkt in diese hinüber.

Die schon oben von uns berührte Tatsache, daß die Glaskörpermitte zartere Fasern enthält als die mehr peripher gelegenen Partien, kommt im Alter an den Spaltbildungen häufig besonders gut zur Wahrnehmung. Hier im Glaskörperinneren schreitet anscheinend die Spaltenbildung besonders leicht und schnell fort. Die Spaltenbildung ist der Vorgang, der von Greeff, Iwanoff, Retzius u. a. als „Verflüssigung“ beschrieben wurde.

Wir erkennen, daß dieser Ausdruck recht unglücklich gewählt ist; nach all den geschilderten Bildern handelt es sich eben nicht um eine echte wirkliche Verflüssigung, sondern um einen protoplasmatischstrukturellen Zerfall, und an die Stelle der zerfallenen Fasern tritt der Hydrops e vacuo.

Inwieweit die Ansicht Addarios, daß die „senile Involution“ der Glaskörperfasern in einer Rarefikation und Schrumpfung bestehe, die durch eine hydropische Veränderung des Zellprotoplasmas im Gebiete des Orbiculus ciliaris bedingt sei, der Wirklichkeit entspricht, entzieht sich der Beurteilung an der Spaltlampe, wenn auch der geschilderte Verlauf des Faserzerfalls — wenigstens nicht für die Längsfaserung — nicht dagegen spricht. Auch Greeff glaubt ja, die Auflösung der Fasern im höheren Alter durch eine Ernährungsstörung im Gebiete des Orbiculus ciliaris erklären zu können.

Ich persönlich habe durch die Spaltlampenuntersuchung alternder Glaskörper die Überzeugung gewonnen, daß ein Wasserverlust als solcher in erster Linie bei der Sklerose der Glaskörperfasern eine entscheidende Rolle spielt. Alle weiteren Bilder und Vorgänge, wie der körnige Zerfall, die Altersdestruktion, sind rein sekundäre Vorgänge, bedingt durch den Wasserverlust des Faserprotoplasmas. In der Alterssklerose des Linsenkerns haben wir das analoge Bild. Vielleicht besitzen auch die Glaskörperfasern die angedeutete Fähigkeit einer gewissermaßen „kataraktiformen Degeneration“. In Anbetracht der ähnlichen Herkunft beider Arten, der Linsenfasern sowohl als der Glaskörperfasern aus Zellen des Ektoderms scheint ein solcher Gedanke durchaus nicht völlig absurd. Jedenfalls würde die Ähnlichkeit der Degenerationsprozesse ebenfalls im Sinne einer ektodermalen Genese des Glaskörpers zu verwerten sein.

b) Synchisis scintillans.

Der Altersdegeneration des Glaskörpers müssen wir noch die Besprechung eines Bildes anschließen, das ebenfalls nicht zu den eigentlichen pathologischen Veränderungen gehört, ebenfalls einen rein degenerativen Prozeß darstellt und bekanntlich unter dem Namen Synchisis scintillans von Desmarres beschrieben wurde.

De Wecker unterschied zwei Formen der Synchisis scintillans. Die eine Form stellte er als rein senile und durch das Alter als solches bedingte Degenerationserscheinung hin, während in jüngeren Jahren das Bild nur bei pathologisch veränderten Augen, wie bei Exsudatbildungen und ähnlichem beobachtet wird (Westphal u. a.). Uns interessiert hier naturgemäß nur die Altersform der Synchisis scintillans.

Während nun die einen Autoren wie Desmarres und Greeff eine Glaskörperverflüssigung für das Auftreten der scintillierenden Körperchen voraussetzen und die Erscheinung so auffassen, daß auf dem Boden des verflüssigten Glaskörpers die Körperchen gewissermaßen liegen bleiben und erst bei Blickwechsel des Auges zu dem bekannten Bilde aufgewirbelt werden sollen, um dann in der Ruhe wieder ihre alte Lage einzunehmen, fehlt es nicht an Beobachtern, die eine Glaskörperverflüssigung bei dem Prozesse vermissen konnten.

So sah Benson glänzende Krystalle im Glaskörper, die fest an ihrer Stelle hafteten und nur bei Augenbewegungen hin- und her pendelten. Frederick fand die Erscheinung auf den äußeren oberen Teil des betreffenden Glaskörpers beschränkt, während Thomson Cholesterinkrystalle beschrieb, die ähnlich wie bei der Bensonschen Beobachtung fixiert erschienen.

Des weiteren beschrieb die glitzernden Körperchen bei nicht verflüssigtem Glaskörper an zwei Fällen Erggelet.

Diese Befunde Erggelets können wir durchaus bestätigen. Wir beobachteten sechs Fälle von Synchisis scintillans und in keinem Falle war außer leichter beginnender Altersdestruktion hie und da im Bereiche der Körperchen eine irgendwie deutlichere Auflösung oder Verflüssigung des Glaskörpergerüstwerkes zu sehen. Von unseren Fällen zeigten zwei daneben sogar einen in jeder Beziehung völlig normalen Glaskörper.

In keinem einzigen Falle waren irgendwelche in den verschieden breiten Spalträumen zwischen den Fasern frei suspendierte resp. herumschwimmende Körperchen zu sehen, man beobachtet sie vielmehr stets fest mitten im Gerüstwerke des Glaskörpers, und zwar ungefähr gleichmäßig verteilt. Vor allem in der Gegend der Knotenpunkte des Fasergerüstes sind sie zu finden, teils den Fasern selbst unmittelbar anhaftend, teils aber auch an fädigen Bildungen, soweit solche vorhanden. Am deutlichsten ist das in der unteren Hälfte des Glaskörpers der Fall, wo überhaupt die Gebilde ihren Prädilektionssitz haben.

Von Krystallformen im eigentlichen Sinne konnten wir uns in keinem Falle überzeugen. Die fraglichen Gebilde traten uns stets als größere oder kleinere kugel- oder eirunde Körperchen von weißer bis grauweißer Farbe entgegen. Ihr Aussehen und ihre scheinbare Konsistenz erinnerte außerordentlich an ähnlich geformte Hollundermarkkügelchen. Auch Erggelet sah in seinen Fällen niemals Krystallform.

Von dem beobachteten Materiale seien, um Wiederholungen zu vermeiden, nur die beiden folgenden Fälle angeführt:

Wilhelmine W., 55 Jahr (J.-N. 5049/16).
Visus R. + 2,5 D. = $^5/_{10}$ p.
Visus L. $^2/_{25}$ p. Gl. b. n.
Ophth.: Bds. Hintergrundsbild trübe, aber o. B., ebenso der vordere Bulbusabschnitt. Im Glaskörper bds. typische Synchisis scintillans.

An der Spaltlampe zeigen sich im Glaskörper, der nur hier und da vereinzelte beginnende Altersveränderungen erkennen läßt, weiße, teils rundliche, teils mehr längliche mehr oder weniger große Kugeln im Gerüstwerk, vor allem in den Maschen frei an den Fasern und an den Knotenpunkten. Auch auf der hinteren Linsenkapsel in der Gegend des hinteren Pols sind einige verschieden große Kügelchen angelagert und mit der Kapsel leicht verklebt. Die Kapsel darunter zeigt keine weiteren Besonderheiten.

Ein ähnliches Verhalten zeigte sich auch in diesem Falle:

Elisabeth S., 60 Jahr (J.-N. 690/15).

Bei ähnlichen übrigem klinischen Verhalten der Augen (Visus bds. ca. $^5/_{10}$ p.) und ophth. normalem Hintergrundsbefund zeigte die Spaltlampe auch hier bds. im kaum oder nur wenig in Altersdestruktion begriffenen Gerüstwerke von Kreuzstruktur zahllose größere und kleinere weißliche Kugeln, die teils mehr vereinzelt, teils mehr in Gruppen mit Individuen verschiedenster Größe erschienen. Auch auf der hinteren Linsenkapsel einige Elemente ohne weitere Eigentümlichkeiten der Kapsel.

Wie vor allem die oben angeführten Fälle zeigen, beobachtet man sehr häufig ein gruppenförmiges Auftreten der Gebilde[1]). Einer bestimmten Regel folgt die Anordnung der Elemente in solchen Gruppen nicht, größere und kleinere Individuen verschiedenster Größe setzen die Gruppen zusammen. Dagegen sieht man nicht so selten entweder an fädigen Bildungen oder Glaskörperhauptfasern ein „perlschnurartiges Aufgereihtsein" der Gebilde. Bei stärkster Vergrößerung kann man tatsächlich hier und da sehen, daß die Körperchen, speziell die größeren und älteren von ihnen, einzelne Fasern oder Fäden gewissermaßen zu umgreifen scheinen, wenn auch nur partiell. Eine richtige Umscheidung einzelner Fasern sahen wir noch nicht.

Der Befund einzelner Körperchen auf der hinteren Linsenkapsel läßt die untere Hälfte als bevorzugt erscheinen, die Art des Festhaftens an der Kapsel zeigt, wie schon oben kasuistisch bemerkt, nichts Besonderes. Im vorderen Grenzraume und in der Grenzschicht können die Körperchen ebenfalls vereinzelt vorkommen, in ersterem an einzelnen ihn durchziehenden Fäden, in letzterer analog dem Glaskörper hie und da im Fasergerüst.

Die einzelnen Körperchen zeigen mitunter bei stärkster Vergrößerung hier und da eine leicht rauhe, zum Teil geriffelte körnige, aber nicht geschichtete Oberfläche, die nicht selten einen feinen zarten und fettigen Glanz aufweist. Das Bild der Apposition neuer Gebilde an den alten ist nicht immer deutlich, wenn auch in gewissem Sinne wahrscheinlich. Das geht aus vereinzelten zu zweien oder mehreren zusammengebackenen Elementen verschiedenster Größe hervor. Auch die feinsten und kleinsten Elemente können schon dasselbe Verhalten zeigen.

Daß die Gebilde des Glaskörpers sämtlich seine untere Hälfte be-

---

[1]) Mitunter erscheinen bei stark seitlicher Beleuchtung oder nicht richtiger Einstellung der Beleuchtungslinse die Körperchen bunt gefärbt. Vielleicht handelt es sich dabei an der unregelmäßigen Oberfläche der Körperchen z. T. auch um eine Interferenzerscheinung.

vorzugen und namentlich bei Blickwechsel zur Wahrnehmung kommen, was das Bild des freien Durcheinanderstiebens vortäuscht, während es sich nach unseren obigen Auseinandersetzungen eben nur um eine reguläre Pendelbewegung handeln kann, worauf schon Erggelet hinwies, dürfte sich durch die Annahme erklären, daß die Ausscheidung der Körperchen aus der Gesamtflüssigkeit resp. dem Gesamtsaftspaltensystem des Glaskörpers in seiner unteren Hälfte, der Schwerkraft folgend, stärker erfolgt als in der oberen. Vielleicht geht diesem Niederschlage in der unteren Hälfte zunächst eine „Entmischung" der Glaskörperflüssigkeit in den Saftspalten voraus, bedingt durch eine Änderung des Chemismus dieses Mediums infolge von Zirkulations- oder Stoffwechselstörungen des höheren Lebensalters.

Um was für Stoffe es sich nun im lebenden Auge bei der Ausscheidung der Körperchen handelt, dürfte immerhin noch zweifelhaft bleiben. Den Befund von Cholesterin im Glaskörper bei der Synchisis scintillans, wie de Wecker, Desmarres u. a. anatomisch beschrieben, konnten wir histologisch im lebenden Glaskörper nicht bestätigen.

Das Cholesterin erscheint im Bilde der Nernstspaltlampe in Form sehr kleiner länglicher und polygonaler oder auch mehr rhombischer unregelmäßiger Blättchen oder Täfelchen, die teils mehr goldgrün, teils mehr weißgrün und mitunter auch perlmutterartig schillern. Die Spaltlampe zeigt sie niemals weiß und amorph als Körnchen, Kügelchen von fettigem Aussehen oder ähnliches. Neben den weißlichen „Hollundermarkkugeln" sahen wir nirgends sonst im Glaskörper bei der Synchisis scintillans das Cholesterin in der Form, wie wir es früher an den verschiedensten Stellen des Bulbus mit der Spaltlampe gesehen und beschrieben haben. Wir erinnern an die hintere Linsenkapsel, die hintere Linsencorticalis, die Iris und die Cornea (Mitteil. 2 und 5). Wir glauben daher annehmen zu dürfen, daß bei der Synchisis scintillans das Cholesterin im lebenden Auge keine Rolle spielt und der anatomische Befund des Cholesterins sich nur durch eine postmortale Ausscheidung dieses Körpers erklären lassen dürfte.

Was nun die weiterhin anatomisch in den scintillierenden Gebilden festgestellten organischen Bestandteile (de Wecker) betrifft, so bildet die Paraoxyphenylamidopropionsäure oder das Tyrosin feine seidenglänzende Nadeln, die zwar nicht völlig unlöslich sind in Wasser, wie das Cholesterin, aber darin sehr schwer löslich sind, auch bei Körpertemperatur.

Dagegen bildet die Amidocapronsäure oder das Leucin weiße, sich fettig anfühlende und in Wasser ebenfalls schwer lösliche Schüppchen.

Das Margarin, das gleichfalls anatomisch festgestellt wurde, bildet mikroskopisch lange Nadeln, die zu Bündeln oder Sternen vereint anzutreffen sind.

Nur einige Fettsäuren, vor allem die Stearin- und Palmitinsäure vermögen außer in Nadelform auch einmal amorph als weißliche größere und kleinere butterähnliche Kügelchen aufzutreten.

Während sich nun das Cholesterin, das Leucin und zum Teil auch das Tyrosin in normalen menschlichen Organen zu finden vermag, und die Fettsäuren daselbst ebenfalls physiologisch vorkommen können, ist das Margarin ausschließlich ein Umsetzungsprodukt toter tierischer und pflanzlicher Gewebe. In diesen beiden letzteren können nebenbei jederzeit Leucin und Tyrosin als Zersetzungsprodukte der Eiweißkörper entstehen.

Wenn am toten Auge alle die beschriebenen Körper zu beobachten sind, so nimmt uns das nicht wunder. Das Mikroskop des lebenden Auges, die Nernstspaltlampe, lehrt uns jedoch irgendwelche Nadelbildungen und Täfelchen regelmäßig vermissen. Außer den gröberen Kügelchen sehen wir nur hier und da so kleine Kügelchen, daß wir sie auch für die weißen, fettig erscheinenden Schüppchen des Leucins ansprechen können. Das Vorkommen von Tyrosin und Margarin müssen wir daher für die Elemente der lebenden Synchisis scintillans in Abrede stellen.

Wir halten somit für das lebende Auge nur noch die amorphen Kügelchen der Stearin- und Palmitinsäure und die Schüppchen des Leucins. Alle weiteren anatomisch im toten Auge gefundenen Bestandteile der scintillierenden Elemente sind im lebenden Auge nach unseren Befunden an der Nernstspaltlampe zum mindesten sehr fragliche Gebilde.

Die schon erwähnte Tatsache, daß einzelne Kügelchen sich fester an diese oder jene Faser resp. Fadenbildung geknüpft zeigen und diese zum Teil umscheiden können, erinnert uns an die Beobachtungen Königsteins und Poncets. Diese Untersucher sahen ein organisches Gerüstwerk in einzelnen scintillierenden Elementen des toten Auges. Poncet fand im Glaskörper Phosphate um eine oder mehrere Zellen angeordnet, während Königstein in einigen Gebilden gleichfalls ein feines Gerüstwerk feststellen konnte.

Vielleicht geben für die Synchisis scintillans die hier und da im Glaskörper mit der Nernstspaltlampe zu beobachtenden Zellen oder auch vereinzelter infolge der Altersdestruktion sich bildender Faser- oder Fädendetritus die erste Grundlage und den ersten Anstoß ab. Wenn auch noch nicht feststeht, wie die Abscheidung und Ausfällung der die Körperchen bildenden Stoffe in letzter Linie vor sich geht — ob es sich dabei nach Greeff um indirekt aus dem Kreislaufe in den Glaskörper gelangende Eiweißstoffe handelt, die sich sekundär in die zu beobachtenden Gebilde umwandeln und als solche unlösliche resp. schwerlösliche Stoffe im Glaskörper niederschlagen — so erscheint doch jedenfalls die Annahme gerechtfertigt, daß eine biochemische Umwandlung der alternden Glaskörperfasern resp. eine durch das Altern mitbedingte Chemismusalteration im Glaskörperprotoplasma bei der Synchisis scintillans eine gewisse Rolle spielt. Daß eine Verflüssigung für das Auftreten des Phänomens nicht nötig ist, ja sogar überhaupt zu fehlen scheint, spricht des weiteren für diese sich uns an der Nernstspaltlampe unwillkürlich aufdrängende Auffassung.

Wenn wir damit zum Abschlusse der zur Zeit technisch erreichbaren Beobachtung des lebenden menschlichen Glaskörpers, seiner angeborenen und nicht eigentlich pathologischen Veränderungen gelangt sind, so drängt sich uns angesichts der Fülle von Erscheinungsformen und Variationen der Glaskörperstruktur der Wunsch auf, die Ergebnisse unserer Forschung in bestimmtere kurze Sätze zu fassen. Unter nochmaliger Betonung der Tatsache, daß nicht in jedem Falle alle die geschilderten Bilder an der Nernstspaltlampe sichtbar sein können und naturgemäß nur der große Durchschnitt normaler Augen in den Kreis unserer Darlegungen gezogen wurde, erhalten wir die in den folgenden Thesen niedergelegten

IV. Schlußergebnisse.

1. Die Nernstspaltlampe beweist uns am lebenden menschlichen Auge, daß der Glaskörper eine ektodermale Bildung ist.

2. Die Nernstspaltlampe beweist uns, daß der von Rabl und Wolfrum geschilderte Entwicklungsmodus des normalen Glaskörpers in seinen letzten Stadien noch am lebenden Glaskörper im ausgewachsenen Zustande nachweisbar ist und mithin die Theorie dieser Autoren zu Recht besteht.

3. Eine Membrana hyaloidea im Bereiche der hinter der Linse an der Nernstspaltlampe sichtbaren Glaskörperteile existiert nicht.

4. Der normale Glaskörper enthält in der vorderen Hälfte keine Spur eines Cloquetschen Canalis hyaloideus oder Reste desselben, was anatomisch u. a. schon von Wolfrum gezeigt wurde.

5. Häufiger als man bisher annahm, finden sich in der Gegend des hinteren Linsenpoles die Reste der Vasa hyaloidea, und zwar nur im Grenzraume.

6. Diese Reste behalten nur selten ihren Zusammenhang mit der vorderen Grenzgegend des Glaskörpers.

7. Bei der durch höheres Alter bedingten Form der Synchisis scintillans braucht der Glaskörper nicht verflüssigt zu sein, was an zwei Fällen schon Erggelet zeigte.

8. Bei der Altersform der Synchisis scintillans ist im lebenden Auge

eine Beteiligung des Cholesterins, des Tyrosins und des Margarins nicht erwiesen.

9. Die Nernstspaltlampe legt die Vermutung dringend nahe, daß diese drei letztgenannten organischen Körper postmortale Bildungen sind.

Eine Freude und eine Ehre ist es mir, an dieser Stelle meinem hochgeschätzten Chef und Lehrer, Herrn Prof. Dr. Schieck, für die Anregung und das wohlwollende Interesse, das er dieser Arbeit entgegenbrachte, noch einmal meinen tiefstempfundenen Dank auszusprechen.

Literatur.

1. Addario, C., Sulla struttura del vitreo embrion. e dei neonat. etc. Annal. di Ottalmol. 1902.
2. —, Archiv di Ottalm. 1904/1905, S. 206.
3. —, L'involuzione senile del vitr. etc. Congrès intern. d'ophthalm. B. S. 190. 1905.
4. Bardon - Cooper, Entopt. Unters. d. Glaskörpers. Ophth. Review 1908, S. 357.
5. Bayer, zit. n. (24).
6. Beauregard, ebenda.
7. Behr, C., Besteht bei Menschen ein Abfl. a. d. Glask. usw. v. Graefes Archiv f. Ophthalmol. **83**, 3. 1913.
8. Benson, Monocul. asteroid. Hyalitis. Ophth. soc. of the united kingd. Ophth. Review 1894, S. 244.
9. Bentsen, C. F., Art. hyal. persist. Det oftaln. Selskab i Köbenhaven v. 16. März 1916.
10. Berger, Bemerkungen über die Linsenkapsel. Zentralbl. f. pr. A. 1882, S. 2.
11. Bock, zit. n. (24).
12. Brücke, ebenda.
13. Calderaro, Embryol., anat. u. klin. Stud. über die Perst. v. embryon. Glask. i. A. d. erwachs. Mensch. 11. Internat. Ophth. Congr. z. Neapel v. 27. April 1909.
14. Canque, Auf der Linsenkapsel haftende unvollst. Art. hyal. persist. Soc. d'Ophth. de Paris v. 5. Juli 1910. Ref. Klin. Monatsbl. f. Augenheilk. **2**, 412. 1910.
15. Ciaccio, zit. n. (24).
16. Desmarres, Annal. d'Ocul. T. **14**, 220. 1845.
17. Erggelet, H., Klin. Bef. bei fok. Beleucht. usw. Klin. Monatsbl. f. Augenheilk. Dezember 1914; ferner September/Oktober 1915.
18. Frederick, Ophth. Record 1901, S. 288.
19. Fridenberg, P., Über die Figur des Linsensterns usw. Archiv f. Augenheilk. **21**, 294.
20. Fuchs, E., Über die Entwicklung der Augengefäße der Kaninchen. Anat. Hefte **28**; ferner: Anat. Veränd. b. Entz. der Aderhaut. v. Graefes Archiv **58**, 1904.
21. Fuchs, Ein Fall von doppels. Art. hyal. persist. Dissertation Straßburg 1890.

22. Gardiner, zit. n. (24).
23. Giacosa, ebenda.
24. Greef, Lehrb. d. path. Anat. d. A. Berlin 1902/06.
25. —, Stud. z. Path. der Glaskörperfibr. Archiv f. Augenheilk. 53, 119.
26. Gullstrand, A., Demonstrat. d. Nernstspaltl. Heidelberger Ber. 1911.
27. —, Die Nernstspaltl. i. d. ophth. Praxis. 4. Jahresvers. d. schwed. augenärztl. Ver. Stockholm 1911. Ref. Klin. Monatsbl. f. Augenheilk. 50, 1.
28. Hannover, Das Auge. Leipzig 1852.
29. Hegner, C. A., Importance de la lampe Nernst à fente pour les examens, clin. Annal. d'Oculist. Août 1914.
30. v. Heß, Path. u. Therap. des Linsensystems. Handbuch v. Graef.-Saemisch 6, Abtlg. 2, 9, S. 3.
31. —, v. Graefes Archiv f. Ophthalmol. 38, 98.
32. Hillers, cit. n. (24).
33. Iwanoff, ebenda.
34. Killick, Art. hyal. persist. Royal Soc. of Med. Sekt. Ophth. v. 5. September 1913. Ref. Klin. Monatsbl. f. Augenheilk. 1, 159. 1914.
35. Kipp, zit. n. (24).
36. v. Köllicker, A., zit. n. (30).
37. —, Die Entwicklung und Bedeutung der Glaskörper. Zeitschr. f. wissenschaftl. Zool. 1, 176. 1904.
38. —, Dtsch. Kongreß. f. Anat. Heidelberg 1903.
39. Königstein, Wien. Med. Presse 1887, S. 851.
40. Leber, Th., Die Zirkulations- und Ernährungsverhältnisse des Auges. Handb. v. Graefe-Saem., S. 84 und 288.
41. v. Lenhossek, M., Die Entwicklung der Glaskörper. 1902.
42. Mawas, I. und Magitot, A., Über Bau und Entstehung der Glaskörper bei Menschen. Sociét. franç. d'ophth. vom 8. Mai 1912. Ref. Klin. Monatsbl. f. Augenheilk. 2, 121. 1912.
43. Manz, Handbuch v. Graefe-Saemisch. 1. Aufl. 2. Teil, 2.
44. Marquez, zit. Klin. Monatsbl. f. Augenheilk. 51, 431. 1913.
45. Nomura, Gef. i. Glaskörpern. Ref. Klin. Monatsbl. f. Augenheilk. 52, 568. 1914.
46. v. Pee, P., Recherch. sur l'origine du corps vitr. Extr. des Arch. de Biol. Tome 19, 317. 1902.
47. Poncet, zit. n. (24).
48. Rabl, C., Über den Bau und die Entwicklung der Linse. 3. Teil. Die Linse der Säugetiere. Zeitschr. f. wissenschaftl. Zool., S. 29.
49. —, Zur Frage nach der Entwicklung der Glaskörper. Anatom. Anzeiger 25. 1903.
50. Retzius, Über den Bau und die Zone Zin. usw. Biolog. Unters. Neue Folge. 6. 1894.
51. v. Reuß, 7 Fälle von sogen. A. hyal, persist. Wien 1885.
52. Scharf, zit. n. (73).
53. Schirmer, zit. n. (30).
54. Saemisch, zit. n. Handbuch.
55. Stilling, I., v. Graefes Archiv f. Opthalmol. 14, 3.
56. —, v. Graefes Archiv f. Ophthalmol. 15, 3.
57. Thomson, Synch. scintill. Colleg of. physic. of Philadelph. Sect. on Ophth. Record 1900, S. 240.
58. Tornatola, S., Origin. et natur. du corps vitré. Compt. rendus du 12. Congr. médic. intern. à Moscou. Revue génér. d'Ophth. Dezember 1897.

59. Unterharnscheidt, zit. n. (24).
60. Verf., Mitteilung 2 v. Graefes Archiv f. Ophthalmol. **92**, 1. 1916.
61. —, Mitteilung 3 v. Graefes Archiv f. Ophthalmol. **92**, 3. 1916.
62. —, Mitteilung 5 v. Graefes Archiv f. Ophthalmol. **93**, 2. 1917.
63. —, Über Hemeralopie als Folge einer eigent. usw. Zeitschr. f. Augenheilk. **37**. 1917.
64. Virchow, H., Heidelberger Ber. Diskuss. 1903.
65. —, Heidelberger Ber. 1885.
66. —, Beitrag z. vergl. Anat. d. A. Habilitationsschrift. Berlin 1882.
67. —, Ergebn. d. Anat. u. Entwicklungsgesch. Wiesbaden. **10**. 1900.
68. Vogt, A., Der Embryonalkern der menschl. Linse usw. **59**, 459. 1917.
69. —, Üb. Farbenschillern usw. Klin. Mon. f. A. **59**. 1917.
70. Warlomont, Art. hyal. persist. Soc. Belge d'Ophth. 34. Sitzung v. 24. November 1912. Ref. Klin. Monatsbl. f. Augenheilk. **1**, 387. 1913.
71. —, Sitzung vom 14. Mai 1911.
72. de Wecker, Handbuch für A. 1. Aufl. **4**, 696. 1876.
73. Westphal, Zur Klinik d. Synch. scint. Arch. f. Augenheilk. **78**, 1. 1914.
74. Wolff, H., Ophth. Beob. m. d. elektr. Augenspiegel usw. II. Anhg. Ztschr. f. A. **5**. 1901.
75. —, Üb. d. zent. reflexlose Mikroophth. Ztschr. f. A. **28**. 1912.
76. —, Ebenda. **29**. 1913.
77. Wolfrum, Zur Entwicklung u. norm. Struktur des Glaskörpers. v. Graefes Archiv f. Ophthalmol. **65**, 220. 1907.
78. —, Zur Frage nach der Existenz der Glaskörperkan. v. Graefes Archiv f. Ophthalmol. **67**, Heft 2.
79. —, Ist das konst. Vorkommen d. Glaskörperkan. Kunstprodukt usw. v. Graefes Archiv f. Ophthalmol. **73**, 213. 1910.
80. v. Zehender, Klin. Monatsbl. f. Augenheilk. 1863, S. 259.

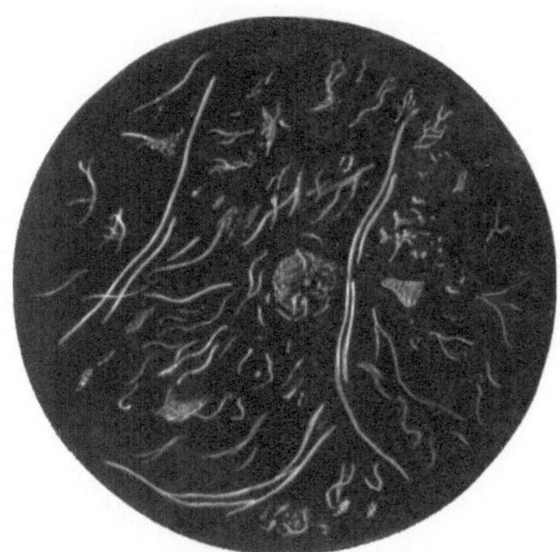

Abb. 1.
Physiolog. Auflagerungen auf der hinteren Linsenkapsel.

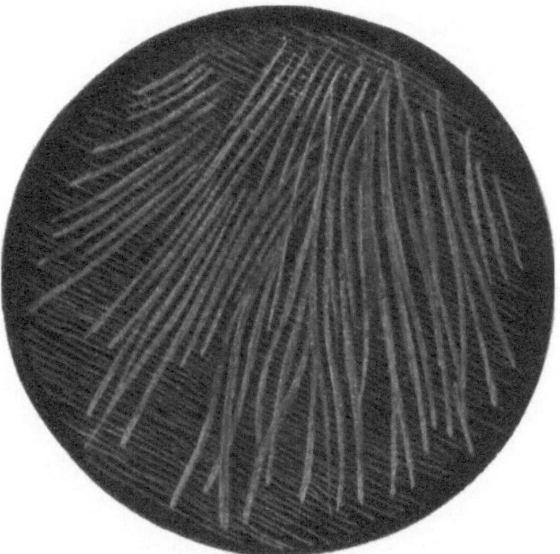

Abb. 2.
Vordere Grenzschicht.

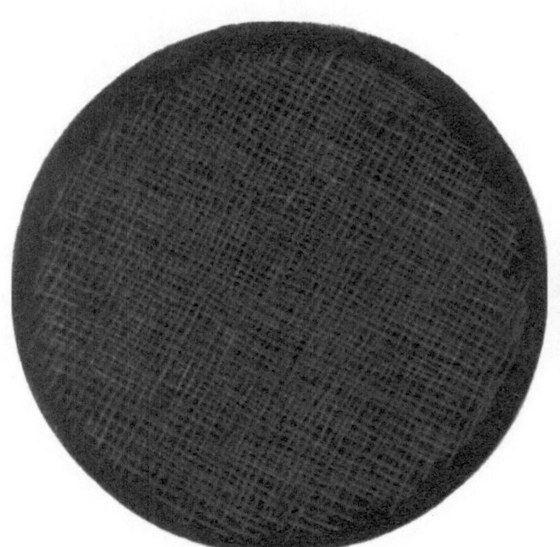

Abb. 3.
Kreuztypus.

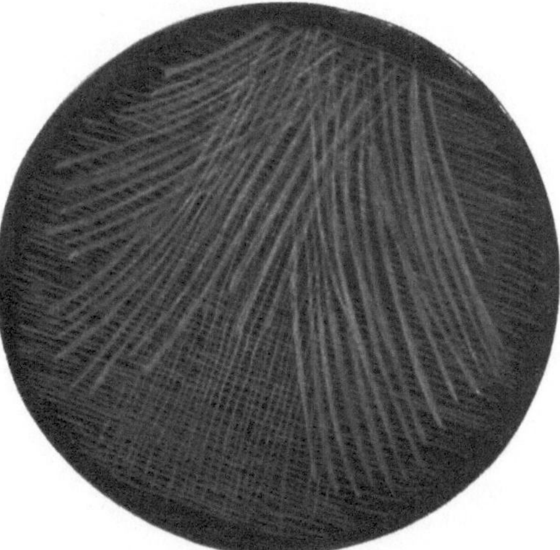

Abb. 4.
Längstypus.

K. Wangerin pinx.

Verlag von
Julius Springer in Berlin.

Tafel II.

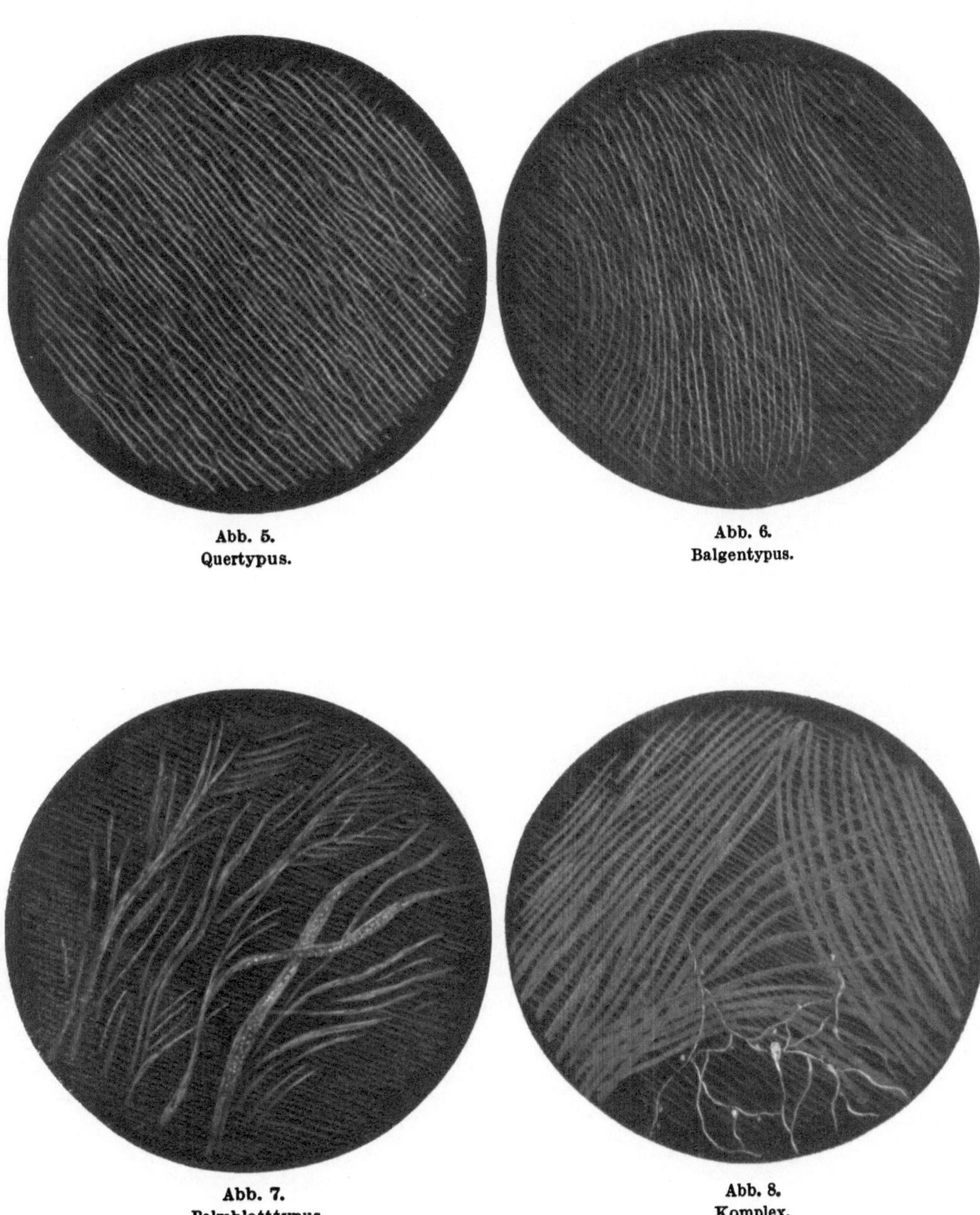

Abb. 5.
Quertypus.

Abb. 6.
Balgentypus.

Abb. 7.
Palmblatttypus.

Abb. 8.
Komplex.

K. Wangerin pinx.

Verlag von
Julius Springer in Berlin.

Tafel II.

Verlag von
Julius Springer in Berlin

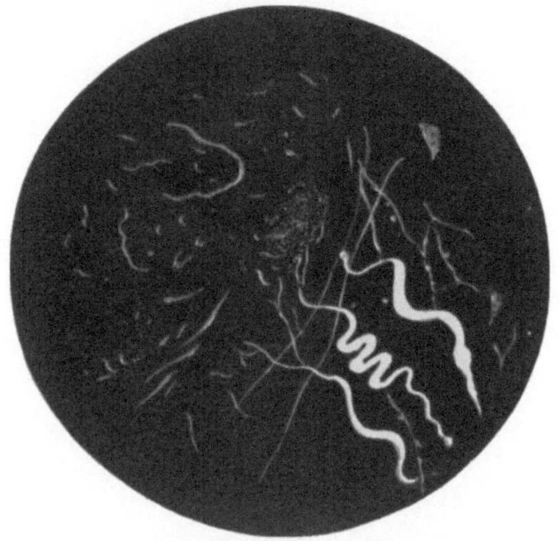

Abb. 9.
Persistierende Gefäßreste der hinteren Linsenkapsel.

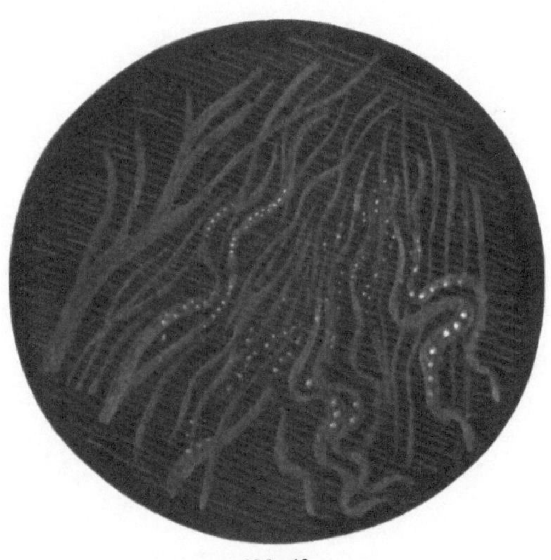

Abb. 10.
Altersdestruktion.

K. Wangerin pinx.

Verlag von
Julius Springer in Berlin